Sumit Singhal
Sunita Choudhary
Sahba Hassan

Revestimentos

Sumit Singhal
Sunita Choudhary
Sahba Hassan

Revestimentos

ScienciaScripts

Cover image: www.ingimage.com

This book is a translation from the original published under ISBN 978-3-659-39336-5.

Publisher:
Sciencia Scripts
is a trademark of
Dodo Books Indian Ocean Ltd. and OmniScriptum S.R.L publishing group

120 High Road, East Finchley, London, N2 9ED, United Kingdom
Str. Armeneasca 28/1, office 1, Chisinau MD-2012, Republic of Moldova, Europe
Printed at: see last page
ISBN: 978-620-8-31706-5

Índice

Introdução

A procura da beleza pode ser rastreada até à civilização mais antiga. A arte dentária há muito que faz parte da procura de melhorar a estética dos dentes e da boca.[1]

A face de qualquer indivíduo é obviamente um segmento de extrema importância na composição estética. Os dentes anteriores superiores desempenham um papel fundamental na estética facial.[2]

Os defeitos genéticos, como os laterais, a descoloração das superfícies faciais dos dentes anteriores ou o mau posicionamento dos dentes anteriores superiores, podem resultar numa aparência inestética. Por conseguinte, torna-se necessário que o clínico conheça os elementos e as normas básicas para a restauração estética da boca, de modo a poder proporcionar ao paciente um sorriso mais agradável.

[th]No último quarto do século XX, a medicina dentária tem vivido um período de mudança e crescimento dinâmicos. Os desenvolvimentos mais bem sucedidos na medicina dentária foram as facetas e as várias técnicas de facetas[3] , que nos proporcionaram uma abordagem conservadora para melhorar a estética de um indivíduo.

As facetas de porcelana foram introduzidas pelo ***Dr. Charles Pincus*** em Hollywood na década de 19304 para melhorar a aparência de um ator para os grandes planos na indústria cinematográfica. O Dr. Pincus fixou estas facetas finas temporariamente com um pó adesivo de dentadura.

No final dos anos 70, foram introduzidas as facetas laminadas diretas e indirectas. As facetas diretas, que utilizavam resina composta fotopolimerizável para cobrir toda a superfície facial, permitiam uma grande flexibilidade tanto na moldagem como no sombreamento dos dentes. No entanto, consumiam muito tempo e exigiam grandes capacidades artísticas. Para além disso, apresentavam uma fraca estabilidade de cor e resistência ao desgaste.

As facetas indirectas tentaram ultrapassar algumas destas limitações. ***O Dr. Frank Faunce***[5] descreveu uma faceta de resina acrílica pré-fabricada que integrava os princípios de adesão de ***Buonocore M.G.***[6] e ***Bowen R.L.***[1] com uma alternativa de faceta indireta à porcelana. Embora apresentassem uma maior estabilidade de cor e resistência às manchas do que as primeiras facetas diretas de resina composta, a ligação entre a resina composta e a faceta laminada provou ser um elo fraco. As facetas indirectas apresentavam um aspeto baço e monocromático e tinham uma fraca resistência à abrasão. Isto resultou numa inflamação gengival insatisfatória.

Procurando uma alternativa viável às facetas acrílicas indirectas, ***Simonsen R.J.*** e ***Calamia J. R.***, bem como ***Horn H.R.,*** reactivaram o interesse pela porcelana.

Em 1983, foram introduzidas as facetas laminadas de porcelana. A porcelana vidrada ou a cerâmica fundida ofereciam resistência à abrasão, biocompatibilidade com os tecidos gengivais, estabilidade da cor a longo prazo e estética.

Com a ascensão meteórica das facetas laminadas de porcelana coladas, é quase difícil imaginar que, antes de 1982, esta modalidade reconstrutiva não existia. Muito mudou desde essas primeiras facetas.

Como estamos na nova era das facetas laminadas de porcelana, esta dissertação de biblioteca esclarece e enfatiza os materiais, métodos e técnicas relativos às facetas.

Revisão da literatura

Pincus C.L. (1938)[i] ***' As facetas de porcelana*** foram introduzidas pelo ***Dr. Charles Pincus*** em Hollywood, na década de 1930, para melhorar a aparência de um ator para grandes planos na indústria cinematográfica. O Dr. Pincus cozeu uma camada fina de porcelana numa folha de platina e concebeu o aparelho de forma a não interferir com a função oral normal. O Dr. Pincus fixou estas facetas finas temporariamente com um pó adesivo para dentaduras. Removia-as depois de terminadas as filmagens do dia, uma vez que, na altura, não existiam sistemas adesivos para as fixar permanentemente.

Buonocore MG. (1955)[6] descreveu um método simples para aumentar a adesão de materiais de preenchimento acrílicos às superfícies de esmalte. As facetas foram preparadas com acetato de etilo ou cloreto de metileno líquido e cimentadas ao dente gravado com uma resina composta. Embora a faceta de resina acrílica processada exibisse inicialmente uma maior resistência às manchas do que as resinas compostas diretas deste período, a descolagem da faceta ocorria frequentemente na interface da faceta e da resina de cimentação devido a uma força de ligação química inadequada.

Bowen R.L. (1963)[1] introduziu agentes de acoplamento de silano comercialmente em plásticos reforçados com vidro. Bowen utilizou estes materiais para fixar as resinas compostas ao dente tratado. O material adesivo dentário era composto por vinil silano tratado com sílica fundida e um aglutinante constituído por um produto de reação de bisfenol e acrilato de gicidilo. Discutiu as propriedades do polímero reforçado com sílica e concluiu que a descolagem do revestimento ocorria frequentemente na interface do revestimento e da resina de cimentação devido a uma força de ligação química inadequada.

Faunce R. Frank e Myers R. David (1976)[5] descreveram uma técnica de colagem direta utilizando facetas laminadas pré-formadas e sombreadas. Em comparação com o compósito direto, que requer tempo e competências artísticas para alcançar os resultados desejados, as facetas laminadas pré-formadas e sombreadas eram um método fácil e que poupava tempo para a restauração de dentes malformados ou descolorados.

Ronk L. Sterling (1981f) descreveu uma técnica laboratorial direta para o fabrico de restaurações laminadas dentárias. Segundo ele, a técnica laboratorial direta para o fabrico de restaurações laminadas dentárias proporciona uma boa compatibilidade com os tecidos moles e um aspeto estético, reduzindo o tempo de cadeira e aumentando o conforto do doente. Afirmou ainda que, embora com as vantagens acima mencionadas, este método tem algumas desvantagens, tais como a incapacidade de suportar forças de incisão, pelo que não era recomendado para cobertura anterior da mandíbula ou más oclusões de classe III.

Simonsen R.I. e Calamia J.R. (1983)[9] discutiram a resistência à tração da porcelana condicionada. Afirmaram que o condicionamento da superfície interna da faceta de porcelana permitia que a faceta fosse retida no esmalte dentário condicionada tão bem ou melhor do que as resinas compostas ou as resinas acrílicas.

Horn R. Harold (1983)" discutiu as vantagens, desvantagens, procedimento e falhas da faceta laminada de porcelana colada ao esmalte condicionado. Concluiu que, uma vez que a porcelana pode ser bem colada ao esmalte condicionado, é importante reconhecer esta nova modalidade de sistema de revestimento para reparação oral e é importante compreender a arte e a ciência inerentes à sua realização, uma vez que trará recompensas nos cuidados de saúde dentária conservadores.

Ibsen L. Robert (1986)" apresentou uma forma inovadora de substituir um dente anterior, utilizando a técnica conservadora de colagem de esmalte condicionada por ácido em combinação com facetas de porcelana condicionada (Cerinate). De acordo com o autor, esta técnica oferecia a substituição de um dente anterior com menos tempo de cadeira e menos despesas do que uma prótese parcial retida por coroa total convencional e a maioria dos casos não necessitava de anestesia e restauração provisória, preparação mínima do dente e consulta de prova e ajuste menos complexa.

Nicholls J.I. (1986)[12] demonstrou que as forças de tração são as principais responsáveis pela deslocação das facetas estéticas que são cimentadas com resinas micropreenchidas. A viscosidade da resina não polimerizada, que interfere com o selamento correto das facetas, pode ser reduzida através da adição de resina transparente. As duas resinas de revestimento estético utilizadas foram Vesio Gem e Denta Color.

Highton Ron, Angeco A. Caputo e Joska Matyas (1987)"' concluíram, a partir do estudo fotoelástico sobre quatro desenhos de preparação dentária para facetas laminadas de porcelana, que a redução incisal, labial, proximal e gengival é recomendada para pacientes com má oclusão de classe I divisão I. Embora a modificação da condição variante do dente possa ser necessária, a preparação gengival do dente foi essencial para controlar a distribuição do stress e proporcionar o melhor potencial para a saúde periodontal.

Stangel I., Nathanson D. e Hsu C.S (1987)[14] investigaram a resistência ao cisalhamento da ligação do compósito à porcelana condicionada para otimizar as variáveis para a ligação de facetas laminadas de porcelana. A microscopia eletrónica de varrimento foi inicialmente utilizada para examinar a configuração da superfície da porcelana preparada sob várias condições. Foi realizada uma experiência fatorial para determinar os efeitos de três métodos de ligação diferentes na porcelana condicionada e não condicionada. A resina composta foi colada aos grupos de porcelana utilizando: (a) resina não preenchida, (b) silano e (c) silano com adesivo de dentina. Estes resultados indicaram uma diferença significativa na resistência de união ao cisalhamento para os três grupos de colagem, dependendo da condição da superfície da porcelana. Para as amostras não condicionadas, foram obtidas diferenças significativas na resistência de união para todas as três condições de união. No entanto, para o grupo condicionado, não houve diferenças entre os grupos de silano e silano com adesivo de dentina.

O condicionamento da porcelana aumentou significativamente a resistência da ligação em todos os três métodos de ligação e foi o principal contribuinte para os valores obtidos.

***Covey A. David, Fernado de Carvalho Oliveira e Denehy E. Gerald (1987)**1* no seu estudo sobre a seleção de uma técnica de revestimento estético estudaram três métodos populares de revestimento anterior: revestimentos diretos de resina, revestimentos indirectos de resina e revestimentos indirectos de porcelana. Concluíram que as facetas diretas de resina eram ideais para as restaurações de cobertura parcial. Também eram menos dispendiosas, muitas vezes com uma boa estética numa visita e eram facilmente reparadas. Exigia perícia por parte do dentista para conseguir uma estética óptima. As facetas indirectas de resina e de porcelana ofereciam um bom potencial estético com um mínimo de competências de colocação por parte do operador. As facetas indirectas requeriam normalmente a remoção do esmalte e eram frequentemente menos conservadoras do que a técnica direta.

Tay W.M., Lynch E. e Auger D. (1987)[1] avaliaram a qualidade do acabamento obtido nas margens cervicais de laminados de porcelana utilizando a técnica do cotonete (bolinha) em comparação com uma técnica que utiliza uma escova "húmida" e foi examinada subjetivamente com o microscópio eletrónico de varrimento (SEM) no seu estudo sobre os efeitos de algumas técnicas de acabamento nas margens cervicais de laminados de porcelana. A utilização de uma bolinha de algodão para limpar a resina mole das margens não pareceu ser um método adequado devido à tendência para arrastar a resina do interior da margem e criar um defeito

O acabamento e polimento normais com pedras e pastas diamantadas finas não conseguiram eliminar estes defeitos. Foi interessante observar que a passagem de uma escova de zibelina fina humedecida com resina de ligação sobre as margens não só removeu o excesso de resina de cimentação, como também selou o espaço e produziu uma margem mais lisa que podia ser polida.

Strang R., McCrosson J., Muirhead G.M. e Richardson S.A (1987)[17] efectuaram um estudo sobre a presa de resina fotopolimerizável visível sob facetas de porcelana gravadas. O objetivo deste estudo foi investigar o efeito na fixação de resinas curadas com luz visível e a absorção da luz de polimerização por materiais de porcelana utilizados como laminados e facetas. Foram efectuadas medições da percentagem da luz emitida por uma fonte de luz visível, que foi absorvida pelas amostras de porcelana. Os valores obtidos variaram entre 40% e 50%. O método de transmissão acústica foi também utilizado para medir os tempos de presa de duas resinas compostas (Chameleon VLC e Terec Duo-Cure) utilizadas com as porcelanas condicionadas. A exposição da resina através das amostras de porcelana aumentou significativamente os tempos de presa. Em todos os casos, a resina Chameleon endureceu mais rapidamente do que a Duo-Cure.

Reid J.S. (1988)[1] efectuou um estudo sobre a modificação da cor do dente e as facetas de porcelana e descobriu um método através do qual a aparência de um dente descolorido podia ser melhorada não só mascarando a descoloração mas também produzindo um resultado mais natural. A técnica envolveu a neutralização e o realce da área descolorida da coroa do dente antes da cimentação da faceta não opaca. Isto foi conseguido através de um realçador baseado num guia de cores comercial.

Goldstein E. Ronald (1989)[1] sugeriu que, independentemente da cor, forma ou atenção ao pormenor, deve haver tempo suficiente para terminar adequadamente todas as restaurações. Tanto a estética como a função podem ser melhoradas quando a restauração adquire o seu acabamento máximo, tal como a expetativa da restauração pode, de facto, estar diretamente dependente de quão bem esta tarefa é realizada.

Gerber A. David (1989)[20] comparou o revestimento direto de compósito com os revestimentos laminados de porcelana gravada. Concluiu que a fraqueza inerente ao revestimento de compósito estava no próprio compósito. A restauração de porcelana gravada oferecia a vantagem de uma maior resistência, cor, estabilidade e biocompatibilidade para o material de revestimento utilizando o compósito apenas como agente de cimentação. Concluiu ainda que, no futuro, a restauração de porcelana condicionada substituirá a restauração de compósito de ligação direta na maioria das situações clínicas.

Tjan H.L. Anthony et al (1989)[2] avaliaram a microinfiltração de facetas laminadas de porcelana convencional e de cerâmica fundível Dicor, coladas quer inteiramente sobre esmalte condicionado por ácido, quer com margem cervical sobre dentina. Foi utilizado um sistema de cimento de resina composta fotopolimerizável para unir as facetas. Concluíram que existia uma microinfiltração mínima sob ambos os tipos de facetas cerâmicas coladas a todas as preparações de esmalte e uma infiltração acentuadamente maior na interface dentina-resina composta nas facetas com margens cervicais colocadas sobre a dentina.

Sheets G. Cherilyn e Tadanori Taniguchi (1990)[22] discutiram as vantagens e limitações da utilização de restaurações de facetas de porcelana. Foram discutidas as restaurações de facetas de porcelana, incluindo preparações, materiais de impressão, materiais de moldagem, moldes refractários, manuseamento da porcelana, prova e cimentação final. Foram descritas técnicas para aumentar a precisão marginal, estabelecer uma cor policromática natural previsível dentro da porcelana, estabelecer bons contornos, textura da superfície e encurtar o tempo de colocação final. A preparação dos dentes foi recomendada por rotina, assim como a combinação de moldes de epóxi, moldes refractários e técnicas de construção anatómica. Foi dada ênfase a uma relação de trabalho estreita e à comunicação entre o dentista, o técnico dentário e o doente.

Rucker M. Lance, William Richter, Micheal MacEntee et al (1990)[22] efectuaram um estudo longitudinal iniciado em 1986 para avaliar e comparar dois materiais de revestimento fabricados em laboratório: revestimento de porcelana cozida e resina metacrílica de uretano processada a quente e sob pressão. Ao fim de 2 anos, o aspeto estético e a resposta dos tecidos eram iguais tanto para a porcelana como para o revestimento de resina de uretano processado a quente e sob pressão. A resistência insuficiente à lascagem e à fratura resultou num sistema de facetas de resina menos eficiente em comparação com o sistema de facetas de porcelana.

Hui K.K.K., Williams B., Davis E.H. et al (1991)' efectuaram uma avaliação comparativa das resistências das facetas de porcelana para dentes incisivos em função das suas caraterísticas de desenho. Um estudo in-vitro, utilizando a análise dinâmica de tensões e a fotoelasticidade bidimensional, efectuado para relacionar a resistência das facetas de porcelana fabricadas com três desenhos diferentes, demonstrou que o tipo de preparação "janela" era o mais forte em comparação com os desenhos "sobreposto" e "emplumado". Também confirmou que a resistência da faceta não era proporcional à sua espessura. Concluiu-se que, quando a resistência é um pré-requisito importante, o tipo de folheado mais conservador, nomeadamente a preparação em "janela", era o desenho de eleição.

A análise dinâmica de tensões em réplicas acrílicas folheadas mostrou que os folheados com preparação do tipo "janela" resistiram à carga mais elevada até à falha, seguidos dos folheados com preparação do tipo "penas" e menos do tipo "sobreposto".

Em dentes incisivos humanos extraídos com facetas, a análise dinâmica de tensão mostrou novamente que as facetas com o tipo de preparação dentária "janela" resistiram às forças mais elevadas com o tipo "janela", seguidas pelas do tipo "penas" e menos no tipo "sobreposto".

Este resultado foi consistente com os resultados obtidos utilizando réplicas de dentes em acrílico, mas verificou-se que os valores correspondentes da carga no ponto de falha eram muito maiores nos dentes naturais revestidos.

A concentração máxima de tensão foi na região da ponta incisal da coroa, perto do ponto de carga. Dentro de cada tipo de desenho de preparação, não foi observada nenhuma correlação entre a espessura média da faceta e a força na falha. A porcelana foi o componente mais fraco do sistema de facetas: faceta, dente e união.

Exner Victor Herbert (1991)[25] investigou a previsibilidade da cor (matiz, valor e croma) nas superfícies cervicais, superfícies do corpo e superfícies incisais de facetas cerâmicas e até que ponto os laminados podem ser adaptados à cor através da utilização de tintas e opacos nas superfícies de encaixe. No seu estudo, encontrou discrepâncias significativas na correspondência de cor final das facetas laminadas de cerâmica. Concluiu que o dentista deve optar por uma cor mais clara e translúcida, que pode ser modificada antes da cimentação final.

Rada E. Robert e Betty Jean Jankowski (1991)[26] descreveram a provisionalização de facetas laminadas de porcelana utilizando resina acrílica fotopolimerizável visível. Isto melhorou o fabrico de restaurações provisórias diretas. O material está disponível em várias tonalidades, tem excelentes propriedades de manipulação e não requer necessariamente uma matriz personalizada, oferecendo assim vantagens significativas em relação a uma resina composta ou a uma resina acrílica autopolimerizável.

Sorensen A. John, Judith M. Strutz, Avera P. Sean et al (1992)[27] *avaliaram* a fidelidade marginal e a microinfiltração de facetas de porcelana feitas por duas técnicas, nomeadamente a folha de platina e as técnicas de matriz refractária. Os incisivos maxilares, com o mesmo tamanho e quantidade de esmalte, foram preparados com uma redução intra-esmalte uniforme de 0,5 mm.

As facetas feitas indiretamente foram tratadas com silano e cimentadas com uma resina composta, e as margens foram acabadas e polidas. Os dentes restaurados foram armazenados em água a 37^0 C, termociclados 1000 vezes, corados com nitrato de prata, embutidos, seccionados vestibular e mesiodistalmente e medidos com uma ampliação de 250x. Verificou-se que as facetas de folha de platina tinham uma fidelidade marginal vertical significativamente melhor, mas significativamente mais sobrecontorno do que as facetas de matriz refractária. Foi observada uma microinfiltração universal na interface da resina composta do dente e uma microinfiltração insignificante na interface da resina composta da porcelana. Não foi encontrada qualquer relação entre a quantidade de abertura marginal vertical e a quantidade de microinfiltração.

Lacy M. Alton, Craig Wada, Weiming Du et al (1992)[2] num estudo in-vitro investigaram o efeito dos tratamentos da superfície dentária na vedação das facetas laminadas de porcelana e resina à estrutura dentária. Nove grupos de 20 dentes foram preparados para facetas labiais, seis grupos com a margem apical da faceta em dentina, dois grupos com a faceta totalmente delimitada por esmalte e um grupo com a margem apical coincidente com a margem apical de uma restauração de ionómero de vidro previamente colocada. Os dentes foram tratados com uma variedade de agentes de ligação à dentina antes da restauração de oito grupos com as facetas de porcelana e um grupo com as facetas de resina micropreenchida Visio-Gem. Após a colocação, as facetas foram armazenadas em água durante 4 dias e depois sujeitas a termociclagem antes da coloração com prata e da secção. Os resultados não revelaram fugas em torno das margens da faceta totalmente delimitadas pelo esmalte. Foi encontrada uma fuga completa à volta das restaurações de ionómero de vidro e uma fuga quase total ao longo da interface resina-dentina das facetas de resina. As facetas de porcelana que se estendiam até à dentina apresentaram uma fuga variável mas limitada em quatro dos cinco tratamentos de ligação à dentina.

Dunne S.M. e Milar B.J. (1993)[29] efectuaram um estudo longitudinal do desempenho clínico de facetas de porcelana. Um total de 315 facetas labiais de porcelana foram colocadas em 96 pacientes e foram avaliadas após um período de até 63 meses. Durante o período de avaliação, 53 (17%) restaurações em 31 (32%) pacientes apresentaram um problema aquando da revisão. Destes, 25 (8%) eram de natureza menor e a faceta permaneceu em uso, enquanto 34 (11%) descolaram ou foram removidas. O estudo revelou que as taxas de problemas e falhas aumentaram quando as facetas foram colocadas em restaurações já existentes, quando ocorreu perda de superfície dentária antes do tratamento e quando foram utilizados agentes de cimentação inadequados. A idade, o sexo, a técnica de fabrico (folha de platina ou matriz refractária), a utilização de dique de borracha e o ano de colagem não foram factores significativos.

Wat P.Y.P., Cheung G.S.P. e Kei L.H. (1993)[30] no seu trabalho sobre uma preparação melhorada de facetas indirectas de porcelana verificaram que, com a preparação convencional, se observa frequentemente uma microinfiltração marginal na margem cervical das facetas laminadas de porcelana. A fuga parece estar associada à presença de fissuras na camada de esmalte adjacente. A remoção do esmalte defeituoso através do biselamento da margem cervical antes da cimentação pareceu ser eficaz no controlo da microinfiltração. Foi descrita uma preparação de faceta modificada, que incorporou um bisel curto adicional.

Sim Christina e Ibbetson Richard J. (1993)[31] investigaram a influência da técnica de fabrico na adaptação marginal de facetas de porcelana. Foram efectuadas restaurações de facetas cerâmicas com porcelana feldspática e materiais cerâmicos de vidro fundido para a superfície vestibular de um incisivo central maxilar. As facetas de porcelana feldspática foram feitas utilizando técnicas de folha de platina e matriz refractária, e as facetas de cerâmica fundida foram fabricadas com espessuras de 0,5 mm e 1,0 mm. O ajuste de cada faceta foi medido antes e depois da secção. As aberturas marginais para as facetas intactas aumentaram na seguinte ordem: folha de platina, matriz refractária, cerâmica fundida de 0,5 mm de espessura e cerâmica fundida de 1,0 mm de espessura. Foi observada uma tendência semelhante para os espécimes seccionados, onde se verificou que a técnica de fabrico ($P<0,001$) e o local de medição ($P<0,05$) tinham um efeito significativo na adaptação das facetas.

Pippin J. David, Mixson M. James e Soldan-Els P. Anton (1995)[32] compararam, pela primeira vez, parâmetros de saúde periodontal, integridade da restauração e estética entre coroas de porcelana fundida em metal e restaurações de facetas de porcelana. A colocação subgengival das margens das restaurações afectou negativamente a saúde gengival, e as facetas mostraram o potencial para uma colocação menos intrusiva. As coroas de porcelana fundida com metal pareceram ter aumentado os efeitos deletérios na saúde gengival com pontuações mais elevadas em cada valor do índice de margem em comparação com as pontuações das facetas no mesmo valor do índice de margem.

A porcelana fundida a coroas metálicas também se revelou mais suscetível a cáries secundárias. As facetas de porcelana parecem ser restaurações duráveis e clinicamente aceitáveis para os dentes anteriores superiores.

Fuzzi Massimo, Bouillaguet Serge e Holz Jacques (1996)[3] descreveram uma nova técnica para melhorar as adaptações marginais das facetas de cerâmica. Foi desenvolvida uma técnica de acabamento inovadora para conseguir uma adaptação marginal óptima das facetas de cerâmica e para evitar uma superfície rugosa que resulta frequentemente após a remoção do esmalte cerâmico. A melhoria da qualidade das margens foi examinada através de microscopia eletrónica (SEM). A colocação de uma fina camada de cera protetora na superfície cerâmica antes da cimentação facilitou o acabamento das facetas e melhorou efetivamente a qualidade da margem, protegendo tanto a superfície cerâmica vidrada como o esmalte extramarginal da abrasão do acabamento. Para além disso, esta técnica reduziu substancialmente o tempo necessário para o acabamento das margens das facetas de cerâmica.

Rouse S. Jeffrey (1997)[3] discutiu a extensão interproximal de preparações de facetas completas e facetas tradicionais. O autor analisou as limitações funcionais e estéticas e discutiu uma técnica alternativa para a preparação de facetas completas. As vantagens e desvantagens desta abordagem foram discutidas em relação a casos de facetas com dentes desalinhados, diastemas, descoloração, espaços negros, restaurações e/ou facetas junto a coroas.

Yaman Peter et al (1997)[35] avaliaram a alteração de cor produzida quando discos de porcelana de diferentes opacidades foram cimentados a um substrato escuro. Uma mudança de cor do dente subjacente pode ser afetada pelo aumento da quantidade de opaco adicionado aos laminados de porcelana. A natureza dos corantes deve ser compreendida para produzir o potencial de mascaramento desejado, uma vez que nem todos os sistemas de porcelana reagem de forma semelhante com a adição de opaco. O estudo mostrou que:

Verificou-se uma alteração na cor de todas as amostras após a cimentação, quando comparada com a cor original do substrato.

A alteração da cor após a cimentação aumentou quando a quantidade de porcelana opaca foi aumentada para a porcelana "Fortune".

A alteração da cor após a cimentação diminui quando a quantidade de porcelana opaca foi aumentada para mais de 25% para a porcelana Optec.

O estudo de ***Brunton P.A. e Wilson N.H.F. (1998)***[3] mostrou que as preparações para facetas laminadas de porcelana na prática dentária geral variam muito. Verificou-se uma tendência para os dentes serem mal preparados, com margens de preparação, quando existem, mal definidas e posicionadas de forma variável. A informação requerida pelo laboratório para a produção satisfatória de facetas laminadas de porcelana era, em muitos casos, inexistente.

Dumfahrt Herbert e Dr. Med (1999)[37] efectuaram um estudo para avaliar a aplicabilidade clínica e a sobrevivência das facetas laminadas de porcelana durante um período de observação de até 10 anos. A razão para a colocação de facetas laminadas de porcelana foi principalmente o tratamento de dentes anteriores desgastados, defeitos superficiais do esmalte, descolorações intrínsecas e hipoplasia. Como o tempo de tratamento para a prova, cimentação e acabamento das facetas difere significativamente do tempo necessário para as restaurações convencionais, foi avaliado o tempo total necessário para o tratamento com facetas. O estudo concluiu que as facetas laminadas de porcelana proporcionam excelentes restaurações estéticas e conservadoras, mas a cimentação e o acabamento são demorados.

Magne Pascal et al (1999')3 investigaram os parâmetros associados ao desenvolvimento de fissuras em facetas de porcelana utilizando a fadiga térmica cíclica. Este estudo aponta para a importância de uma redução controlada e uniforme do dente. Uma espessura mínima e homogénea de cerâmica irá proporcionar à restauração uma configuração dentária favorável. Para as superfícies de esmalte, foi essencial estabelecer o volume original do dente. A utilização de um enceramento de diagnóstico aditivo e as matrizes de silicone correspondentes são imperativas. Durante os procedimentos laboratoriais, o espaçador de matriz deve ser aplicado cuidadosamente para evitar uma espessura excessiva do compósito de cimentação num determinado local.

Dumfahrt Herbert e Schaffer Herbert (2000)[39] efectuaram uma avaliação retrospetiva após um a dez anos de utilização de facetas laminadas de porcelana (PLVs). O objetivo do estudo era avaliar a durabilidade clínica e a resposta gengival às PLVs e a influência do tempo de utilização nestes parâmetros. Este estudo abrangeu um período de 14 meses a 127 meses e avaliou 191 restaurações de PLVs com um tempo médio de uso de 55,7 meses. Os autores concluíram que:

A probabilidade de sobrevivência dos VLPs foi de 97% aos 5 anos e de 91% aos 10 anos.

A taxa de insucesso aumentou quando a linha de acabamento estava dentro de uma obturação existente e/ou quando a faceta estava parcialmente colada à dentina.

A oclusão desempenhou um papel importante na maioria dos insucessos.

A integridade marginal e a descoloração foram piores quando a margem da restauração estava dentro da dentina.

O elo mais fraco na colagem de PLVs foi a ligação do cimento resinoso à dentina.

O tempo de desgaste teve uma influência significativa na superfície da porcelana, na integridade marginal e na descoloração marginal.

A hemorragia papilar à sondagem e a recessão aumentaram quando as margens do preparo estavam localizadas equigengivalmente ou subgengivalmente.

Em geral, os resultados estéticos durante um período alargado continuam a ser excelentes, tal como a aceitação do paciente.

Hekimoglu C., N. Anil e Ilker E. (2000)[4] estudaram o efeito do envelhecimento acelerado na estabilidade da cor de facetas laminadas cimentadas. Este estudo investigou o efeito do envelhecimento acelerado in vitro de diferentes durações nas propriedades de cor dos cimentos de resina de polimerização dupla, polimerização por luz e autopolimerização. Concluíram que a alteração global da cor, a alteração do croma e a alteração da tonalidade dos materiais testados não foram influenciadas pelo tempo de envelhecimento prolongado.

A alteração geral da cor não foi afetada pelo tipo de material de cimentação. O tipo de material de cimentação influenciou a alteração do croma e a alteração da tonalidade.

Também propuseram o cimento de resina fotopolimerizável como um material adequado para a cimentação de facetas laminadas.

Brunton P.A., Aminian A. e Wilson N.H.F. (2000)[4] efectuaram um estudo para determinar o efeito que dois guias para a preparação dos dentes tinham na capacidade de um operador preparar de forma adequada e consistente os dentes para facetas laminadas de porcelana. Concluíram que a preparação à mão livre de dentes para facetas de laminado de porcelana resulta numa preparação insuficiente do aspeto vestibular da preparação. Recomenda-se a utilização de um índice de silicone ou de uma broca de medição de profundidade com um mínimo de alisamento adicional para produzir uma redução adequada da superfície vestibular dos dentes aquando da preparação de dentes para facetas laminadas de porcelana.

Zhang Feimin, Heydecke Guido, Dr Med Dent e Razzoog E. Michaeal (2000)[42] efectuaram um estudo para comparar as alterações na coordenação de cores CIE L*a*b* de dentes manchados simulados, quando cobertos apenas com discos de núcleo de óxido de alumínio e depois de os discos terem sido revestidos com 3 tons diferentes de porcelana. Este estudo concluiu que as conchas de óxido de alumínio podem ser utilizadas como núcleo de facetas de dupla camada. Uma vez que o núcleo de alumínio é capaz de bloquear uma certa quantidade de coloração, a cor resultante pode ser modificada com porcelana de revestimento feldspática, aumentando a previsibilidade do resultado estético das facetas de porcelana.

Bertil Hager, Oden Agneta, Anderson Bernt et al (2001)[43] efectuaram um estudo sobre a utilização de laminados Procera All Ceram em pacientes com dentes descolorados. De acordo com eles, os laminados são simples de usar e oferecem possibilidades para uma estética excelente

Edelhoff Daniel, Dr. Med Dent e Sorenson A. John (2002)44 efectuaram um estudo para quantificar e comparar a quantidade de estrutura dentária removida quando vários desenhos de preparação dentária inovadores e convencionais foram realizados em diferentes dentes. Dentro das limitações deste estudo in vitro, foi tirada a seguinte conclusão:

1. Quando foram avaliados dentes tipodontes de resina, as preparações de coroas de cerâmica e metalocerâmica de cobertura completa exigiram a remoção de 63% a 73% (em peso) do peso total da coroa não preparada. As preparações de dentes para facetas de cerâmica (facetas laminadas de porcelana) e próteses ligadas a resina removeram 3% a 30% do peso da coroa.

2. Para uma restauração de coroa única, a remoção de estrutura dentária necessária para uma coroa metalo-cerâmica foi 4,3 vezes maior do que para uma preparação de faceta cerâmica e 2,4 vezes maior do que para uma preparação de faceta cerâmica completa.

3. As preparações para coroas totalmente em cerâmica foram aproximadamente 11% menos invasivas do que para coroas metalo-cerâmicas.

Usumez Aslihan e Aykent Filiz (2003)[4] Foi efectuado um estudo in vitro para avaliar a resistência de união de facetas laminadas de porcelana às superfícies dentárias após condicionamento com ácido e sistema de condicionamento com laser hidrocinético de érbio, crómio: ítrio, escândio, gálio, grânulos (Er, Cr: YSCG). O estudo não registou qualquer diferença nas resistências à microtração das facetas de porcelana coladas às superfícies dentárias que foram condicionadas com um laser Er, Cr: YSGC, ácido ortofosfórico a 37% ou ácido maleico a 10%.

C. Hekimoglu, N. Anil e E. Yalcin (2004)[46] efectuaram um estudo para avaliar as caraterísticas de microfugas de facetas laminadas com diferentes preparações do bordo incisal. Foram utilizados dois grupos de 20 incisivos centrais maxilares humanos extraídos para o fabrico de facetas laminadas. A margem cervical de todas as facetas foi colocada 1mm acima da junção cemento-esmalte. A linha de acabamento incisal dos 20 dentes foi colocada no bordo incisal (preparação tipo janela) e nos outros 20 dentes foi colocada linguoincisalmente (preparação tipo sobreposição do bordo incisal).

Todas as facetas foram fabricadas de acordo com as instruções do fabricante com porcelana cozida a vácuo e cimentadas com cimento resinoso de dupla polimerização. O método autoradiográfico foi utilizado para a determinação da microinfiltração na interface entre a faceta laminada e o dente.

O teste de Mc Nemar foi utilizado para comparar a microinfiltração nas margens cervicais. Os graus de microinfiltração noutras áreas foram comparados em percentagem. Nos dois tipos de preparação, a microinfiltração cervical foi de grau semelhante. A microinfiltração incisal nas facetas laminadas sobrepostas foi maior do que nas facetas tipo janela. Concluíram que o tipo de preparação em janela foi mais eficaz em termos de prevenção da microinfiltração na margem incisal do que os laminados do tipo sobreposto.

Cherukara P. George, M Clin Dent, Graham R. Davis et al (2005)[47] efectuou um estudo piloto para avaliar a eficácia de 3 técnicas clínicas, nomeadamente, covinha, sulco de profundidade e mão livre, na produção de uma preparação intra-esmalte. A relação entre o excesso de preparação para além da profundidade de preparação comummente aceite de 0,5 mm e a exposição da dentina também foi examinada. Dentro das limitações do estudo, as 3 técnicas diferentes testadas não diferiram significativamente na conservação do esmalte. A exposição da dentina ocorreu mesmo com a utilização de técnicas limitadoras de profundidade após a preparação dos dentes para facetas de porcelana, especialmente no terço cervical. A profundidade de preparação na gama de 0,4 a 0,6 mm foi largamente vista como sendo intra-esmalte, exceto na região cervical.

Stappert Christian F.J., Dr Med Dent, Ummuhan Ozden et al (2005)[48] realizaram um estudo para avaliar a influência do desenho do preparo na longevidade e na carga de falha de facetas cerâmicas coladas a incisivos centrais superiores humanos após carga cíclica e ciclagem térmica em um simulador mastigatório de eixo duplo. Dentro das limitações deste estudo, os dentes maxilares preparados usando 3 desenhos diferentes e restaurados com facetas IPS Empress 1 mostraram uma resistência à fratura semelhante à dos dentes naturais ($p = .555$).

Seok-Hwan Cho, Won- Gun Chang, Bum- Soon Lim e Yong-Keun Lee (2006)[49] efectuaram um estudo para avaliar as diferenças de resistência ao cisalhamento (SBS) entre as PLV em esmalte e as PLV fedspathic em função da espessura do espaçador. Verificaram que a aplicação apropriada do espaçador exerce uma influência favorável na SBS do PLV ligado a compósito. A aplicação de 2 camadas do espaçador proporciona um espaço adequado para acomodar a espessura do cimento.

Discussão

DEFINIÇÃO

Uma faceta é uma camada de material da cor do dente que é aplicada na superfície facial de um dente para restaurar defeitos localizados ou generalizados e descolorações intrínsecas.

De acordo com o GLOSSÁRIO DE TERMOS DE PROSTODONTIA -8:

Um folheado é definido como uma folha fina de material geralmente utilizada como acabamento ou como revestimento protetor ou ornamental.

Uma apresentação superficial ou atractiva em várias camadas, frequentemente designada por folheado laminado.

Normalmente, as facetas são feitas de compósito, compósito processado, porcelana ou materiais cerâmicos fundidos.

As indicações comuns para facetas incluem dentes com superfícies faciais malformadas, descoloradas, desgastadas, erodidas e/ou com restaurações defeituosas.

TIPOS DE FACETAS

As facetas dividem-se, em termos gerais, em dois tipos:

- VENEZES PARCIAIS (Fig 1.1 A,D)
- VENEZES COMPLETAS (Fig. 1.1B, C, E e F)

As facetas parciais são indicadas para a restauração de defeitos localizados ou áreas de descoloração intrínseca.

As facetas completas são indicadas para a restauração de defeitos generalizados ou áreas de coloração intrínseca que envolvam a maior parte da superfície facial do dente. No entanto, vários factores importantes, incluindo a idade do paciente, a oclusão, a saúde dos tecidos, a posição e o alinhamento dos dentes e a higiene oral, devem ser avaliados antes de se optar por facetas totais como opção de tratamento. Além disso, se forem feitas facetas completas, deve ter-se o cuidado de proporcionar contornos fisiológicos adequados, particularmente na área gengival, para favorecer uma boa saúde gengival.

As facetas completas podem ser realizadas por uma técnica direta ou indireta.

TYPES OF VENEERS

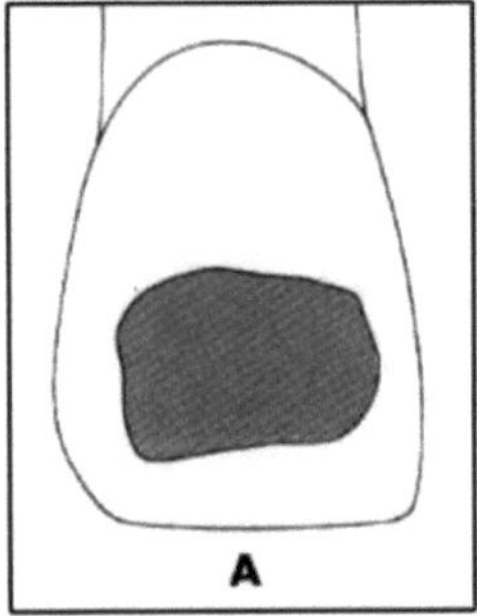

Fig 1.1 A Facial view of partial veneer that does not extend subgingivally or involve incisal angle

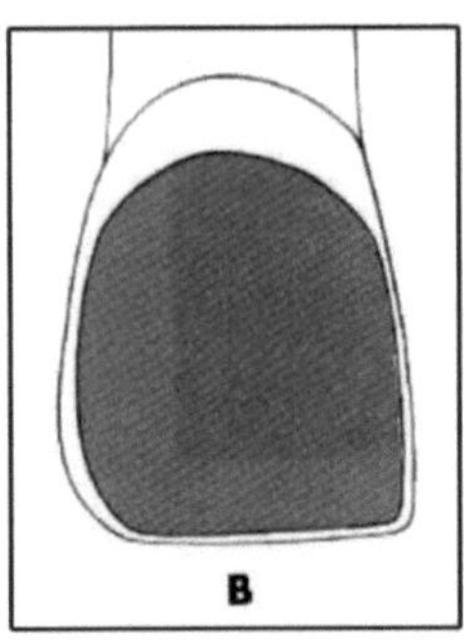

Fig 1.1 B Full veneer with window preparation design that extends to gingival crest and terminates at the facioincisal angle.

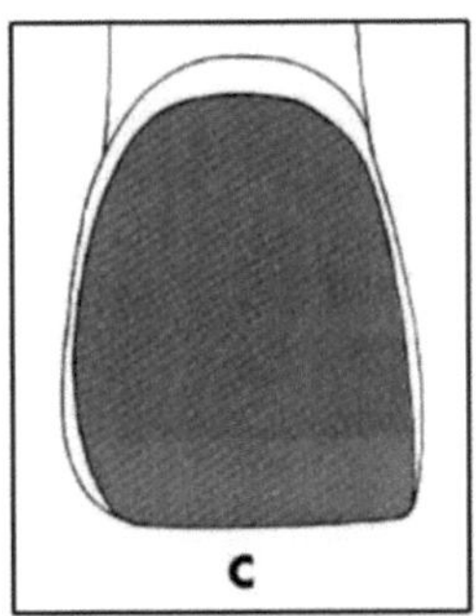

Fig 1.1 C Full veneer with incisal lapping preparation design extending subgingivally that includes the entire incisal surface

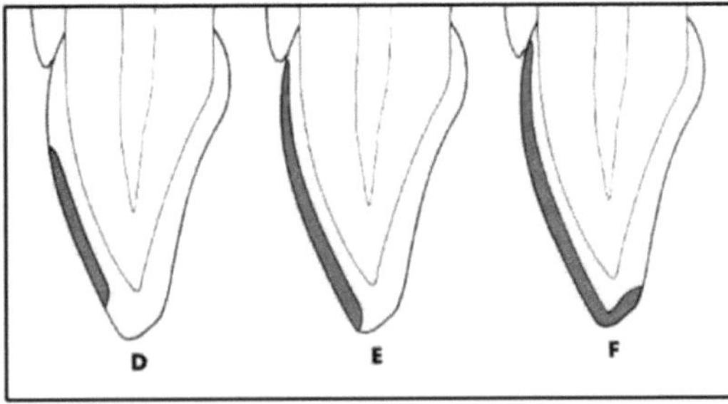

Fig 1.1 D-F Cross sections of the three types of veneers in A through C.

Garber D.A. [2] classificou os folheados em dois segmentos principais:

1. **Facetas fabricadas diretamente**: Estas são facetas de resina composta em que o material da cor do dente é aplicado à mão livre pelo médico na superfície do dente.
2. **Facetas fabricadas indiretamente**: Estas são facetas fabricadas em laboratório, desenvolvidas num molde da boca do paciente. Esta categoria pode ainda ser subdividida de acordo com os materiais utilizados: compósito e porcelana gravada. Além disso, a porcelana gravada pode ser subclassificada em porcelana cozida convencionalmente e facetas de porcelana fundida.

De acordo com ***Covey D..A.***', as facetas podem ser classificadas em restaurações fabricadas pelo dentista (diretas) e as produzidas pelo laboratório dentário (indirectas).

As facetas de compósito aplicadas diretamente podem ser concluídas pelo paciente numa única consulta com compósito de cadeira. A colocação de facetas totais de compósito direto é muito demorada e trabalhosa.

No entanto, para casos que envolvam crianças pequenas, um único dente descolorido, ou quando a economia ou o tempo do paciente são limitados, impedindo uma faceta fabricada em laboratório, a técnica direta é uma opção viável.

As facetas indirectas requerem duas consultas, mas normalmente oferecem numerosas vantagens sobre as facetas completas colocadas diretamente. Em primeiro lugar, as facetas fabricadas indiretamente são muito menos sensíveis à técnica e à capacidade do operador. É necessária uma perícia artística considerável e atenção aos pormenores para obter consistentemente facetas diretas estéticas e fisiologicamente sólidas. As facetas indirectas são feitas por um técnico de laboratório e são tipicamente mais estéticas. Em segundo lugar, se vários dentes tiverem de ser revestidos, as facetas indirectas duram normalmente muito mais tempo do que uma faceta direta, especialmente se forem feitas de porcelana ou cerâmica fundida.

Existe alguma controvérsia relativamente à extensão da preparação dentária que é necessária e à quantidade de cobertura para as facetas. Alguns operadores preferem gravar o esmalte existente e aplicar a faceta sobre toda a superfície facial existente sem qualquer preparação dentária. A vantagem percebida deste método é que, em caso de falha ou no caso de o paciente não gostar da faceta, esta pode ser removida, sendo assim reversível. No entanto, existem vários problemas significativos com esta abordagem. Em primeiro lugar, para se obter um resultado estético, a superfície facial de uma restauração deste tipo tem de ser demasiado contornada, o que dá um aspeto e uma sensação pouco naturais. Uma faceta com contorno excessivo resulta frequentemente em irritação gengival com hiperemia e hemorragia associadas, devido aos contornos gengivais bulbosos e em contacto.

Em segundo lugar, é mais provável que a faceta seja deslocada quando não é removida qualquer estrutura dentária antes de se efectuarem os procedimentos de condicionamento e colagem. Se a faceta se perder, pode ser substituída, mas o paciente pode viver num medo constante de que isso volte a acontecer, criando possivelmente uma situação embaraçosa. A reversibilidade destas facetas pode parecer desejável e apelativa para os pacientes de um ponto de vista psicológico; no entanto, poucos pacientes que optam por facetas desejam voltar à condição original. Além disso, a remoção de facetas completas sem danificar o dente subjacente não preparado é extremamente difícil, se não impossível. Para obter resultados estéticos e fisiologicamente sólidos, é quase sempre indicada uma preparação intra-esmalte. A única exceção é nos casos em que o aspeto facial do dente está significativamente mal contornado devido a abrasão ou erosão severas. Nestes casos, está indicado o simples desbaste do esmalte envolvido e a definição das margens periféricas.

A preparação intra-esmalte (ou o desbaste da superfície em áreas com contorno insuficiente) antes da colocação de uma faceta é fortemente recomendada pelas seguintes razões: (1) Para proporcionar espaço para materiais opacos, de coloração, de ligação e/ou de revestimento para uma estética máxima sem contorno excessivo; (2) para remover a camada exterior de esmalte, rica em flúor, que pode ser mais resistente ao condicionamento ácido; (3) para criar uma superfície rugosa para uma melhor ligação; e (4) para estabelecer uma linha de acabamento definida. O estabelecimento de uma preparação intra-esmalte com uma linha de acabamento definida é de particular importância quando se colocam facetas fabricadas indiretamente. O posicionamento e assentamento exactos de uma faceta fabricada indiretamente são significativamente melhorados se estiver presente uma preparação intra-esmalte.

Existe uma controvérsia relativamente à localização da margem gengival da faceta. Deverá terminar aquém da crista gengival, ao nível da crista gengival, ou apicalmente à crista gengival? A resposta depende da situação individual. Se o defeito ou descoloração não se estende subgengivalmente, então a margem do revestimento não deve estender-se subgengivalmente. A única razão lógica para alargar a margem subgengivalmente é se a área estiver cariada ou defeituosa, justificando uma restauração, ou se envolver uma descoloração significativamente escura que apresente um problema estético difícil. Lembre-se que nenhum material de restauração é tão bom como a estrutura normal do dente, e o tecido gengival nunca é tão saudável quando está em contacto com um material artificial.

INDICAÇÕES DE FACETAS

As facetas são principalmente indicadas para a correção de problemas estéticos dos dentes anteriores. Os problemas estéticos podem ser divididos em defeitos morfológicos ou defeitos de cor.[15]

As causas dos problemas morfológicos incluem:

1. **Defeitos genéticos**: Pegadas laterais: (Fig. 2.1): É uma das condições mais comuns de microdontia localizada. Os lados mesial e distal convergem ou afunilam juntos incisalmente formando uma coroa em forma de pino.[50]

2. **Agências do incisivo lateral**: (Fig. 2.2): No problema da erupção do canino adjacente ao incisivo central onde há um incisivo lateral ausente: a faceta pode ser usada para desenvolver uma melhor forma coronal no canino, simulando assim um incisivo lateral. Estas podem ter de ser combinadas com facetas nos incisivos centrais para desenvolver uma relação mais ideal na proporção relativa dos dentes, porque o canino é invariavelmente demasiado largo quando posicionado adjacente aos incisivos centrais.[50]

3. **Discrepâncias de tamanho dos dentes ou diastemas:** (Fig. 2.3): Estes são frequentemente observados em pacientes cujos tamanhos da mandíbula e dos dentes não coincidem. A mandíbula é demasiado grande ou os dentes são demasiado pequenos ou uma combinação dos dois. Pode haver um espaçamento anterior devido à perda precoce dos dentes posteriores e, subsequentemente, à deriva. Estas lacunas e outros espaços múltiplos inestéticos podem ser fechados com venners.[50]

4. **Dentes mal posicionados**: (Fig. 2.4): Desenvolver a ilusão estética de dentes direitos onde os dentes estão realmente rodados ou mal posicionados pode ser conseguido para pacientes que têm dentes relativamente sãos mas não desejam submeter-se a ortodontia. [50]

5. **Envelhecimento**: O processo contínuo de envelhecimento pode resultar em alterações de cor nos dentes. Isto é frequentemente considerado inestético para a nossa sociedade orientada para a juventude e beleza. Estes dentes podem ser candidatos ideais para serem melhorados através de branqueamento ou, em determinadas situações, branqueamento com posterior revestimento.[50]

6. **Múltiplos dentes desgastados ou encurtados**: (Fig. 2.5): Os pacientes podem perder alguma parte dos seus dentes (incisivos) devido ao apertamento e ranger de dentes. As facetas são úteis nestes casos que apresentam um padrão de desgaste progressivo lento. Se restar esmalte suficiente e o aumento desejado no comprimento não for excessivo, as facetas podem ser coladas à estrutura

dentária restante para alterar a forma, a cor ou a função destes dentes.[50]

7. Defeitos de cor

a) Descoloração: (Fig. 2.6): Os dentes descolorados por coloração de tetraciclina, desvitalização e fluorose, e mesmo os dentes escurecidos pela idade, podem beneficiar de facetas. Os pacientes podem ficar com sorrisos mais jovens e mais brilhantes.[50]

b) Defeitos do esmalte: (Fig. 2.7): Diferentes tipos de hipoplasia e malformações do esmalte podem ser disfarçados com facetas.[50]

c) Pós-tratamento endodôntico: Após o tratamento endodôntico, se os dentes não forem restaurados, isso pode levar à descoloração dos dentes.[50]

d) Traumatismo: (Fig. 2.8): Devido a influências externas, tais como desportos ou lutas, ou forças intra-orais, tais como bruxismo, trituração e cerramento, podem causar lascamento da estrutura dentária, ou seja, fratura de Ellis Classe 1 e Classe 2.[50]

Para além dos casos acima mencionados, são também indicados em casos de:

8. Facetas acrílicas gastas: (Fig. 2.9): Existem muitos pacientes que efectuaram facetas de plástico coladas aos seus dentes. Infelizmente, os laminados de plástico pré-formados têm um tempo de vida estético relativamente curto na boca. Por isso, quando o efeito estético se perde, têm de ser substituídos por facetas que têm um tempo de vida estético mais longo.[50]

9. **Colagem a pontes existentes:** (Fig. 2.10): A fusão de silano permite-nos colar facetas a pontes de porcelana fundida a metal e a pontes de facetas acrílicas. Assim, os laminados de porcelana podem ser utilizados para substituir as faces gastas ou lascadas das pontes existentes.[50]

INDICATIONS OF VENEERS

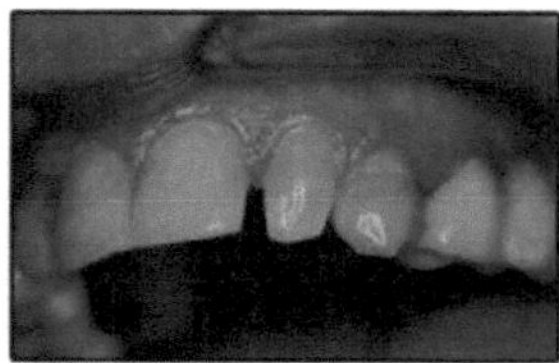

Fig 2.1 Peg laterals

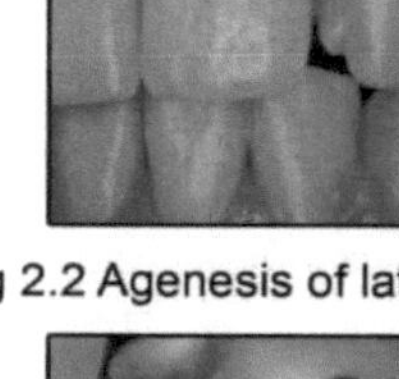

Fig 2.2 Agenesis of lateral Incisors

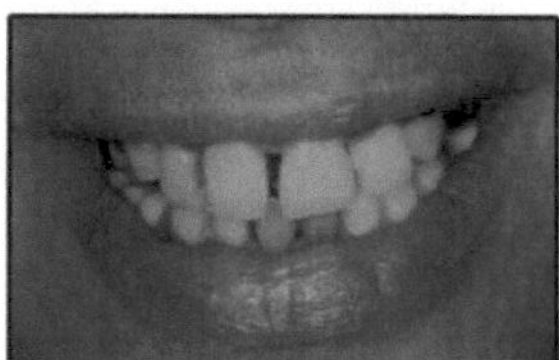

Fig 2.3 Diastema

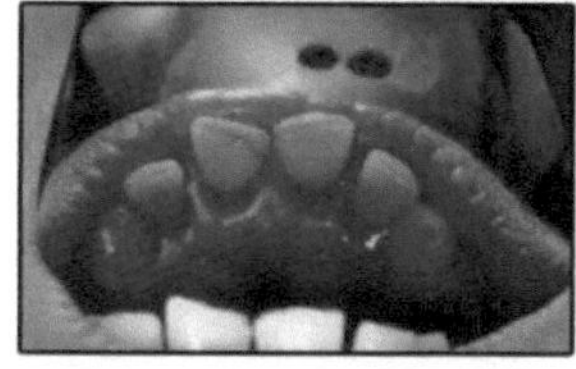

Fig 2.4 Rotated teeth

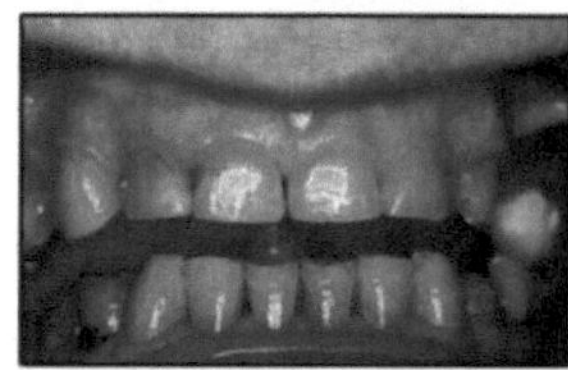

Fig 2.5 Foreshortened teeth

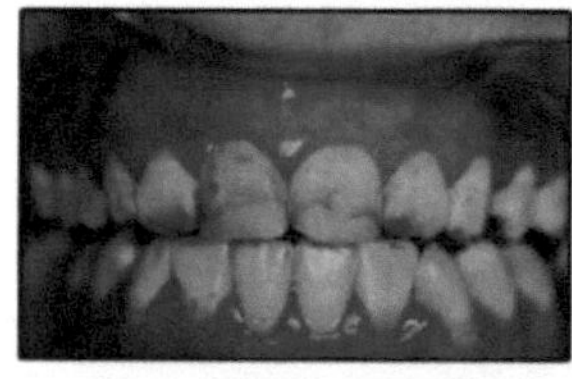

Fig 2.6 Stained – discoloration

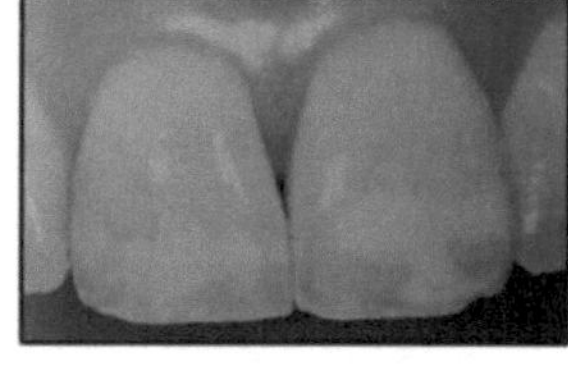

Fig 2.7 Hypocalification

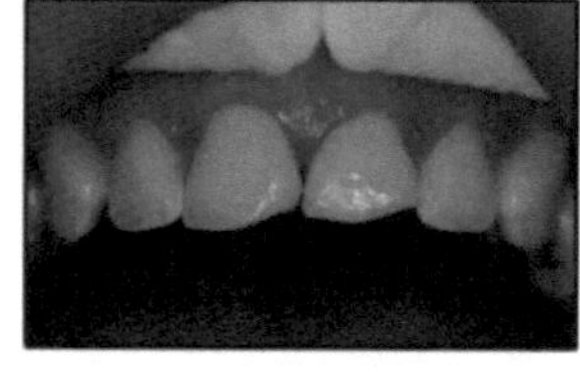

Fig 2.8 Chipped teeth

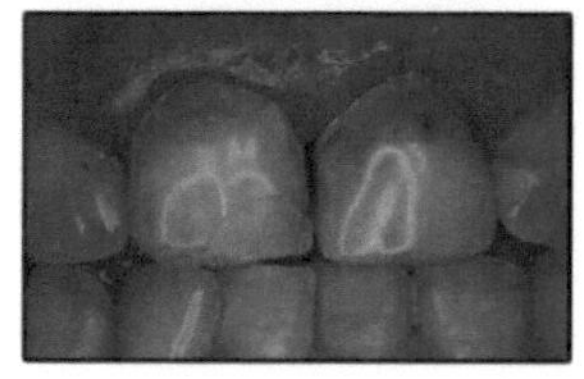

Fig 2.9 Worn acrylic veneers

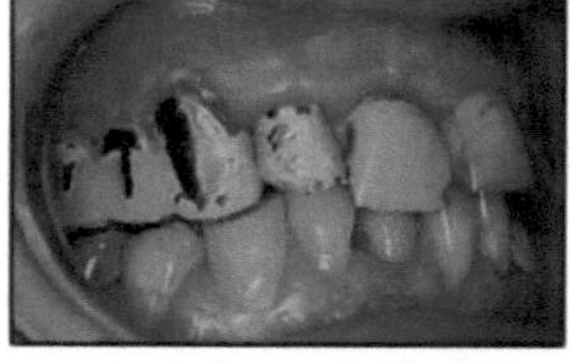

Fig 2.10 Bonded to existing bridge

CONTRA-INDICAÇÕES DAS FACETAS

1. **Estrutura dentária coronal insuficiente** (Fig. 3.1): Dentes com estrutura dentária coronal insuficiente (resta menos de metade da estrutura dentária coronal): Deve existir esmalte suficiente à volta de toda a periferia do laminado, não só para a adesão, mas também para selar a faceta à superfície do dente. Além disso, deve haver esmalte suficiente disponível para a colagem, porque a colagem à dentina é geralmente muito menos retentiva do que ao esmalte. Se o dente ou os dentes forem compostos predominantemente por dentina e cemento, a coroa pode muito bem ser o tratamento de eleição.[50]

2. **No caso de um espaçamento interdentário excessivo** (Fig. 3.2): Este tipo de situação não permite o fecho total dos espaços, mas cria um outro problema estético, ou seja, dentes de aspeto exagerado.[50]

3. **Dentes com apinhamento acentuado**

4. **Dentes com traumatismo ou desgaste oclusal extremo**

5. **Dentes que ainda estão a erupcionar ativamente**

6. **Má higiene oral** e (Fig. 3.3):

7. **Pacientes com hábitos parafuncionais (por exemplo, bruxismo)**

CONTRAINDICATIONS OF VENEERS

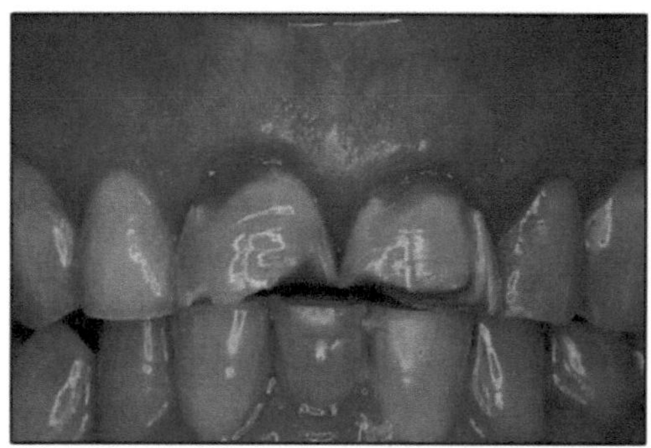

Fig 3.1 Insufficient coronal tooth structure

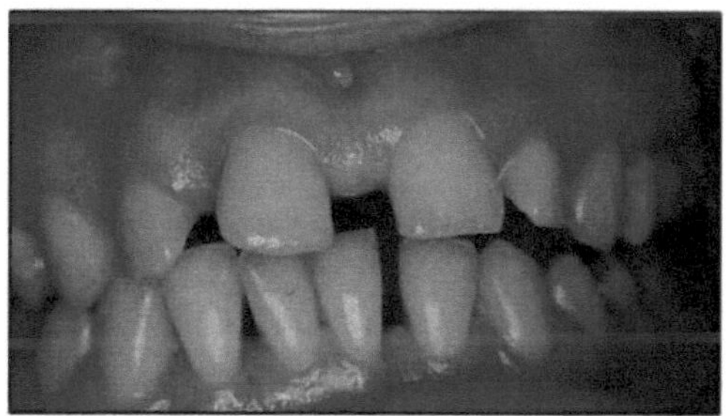

Fig 3.2 Excessive interdental spacing

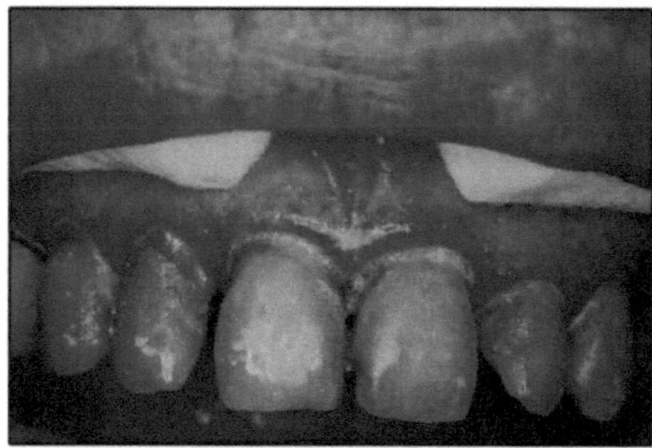

Fig 3.3 Poor oral hygiene

COMPARAÇÃO DA TÉCNICA DE REVESTIMENTO DIRECTO E INDIRECTO

Nos últimos anos, foram introduzidos numerosos materiais e métodos para a correção de problemas estéticos dos dentes anteriores. Um método de restauração anterior ideal deve permitir o fabrico em consultório, ser fácil de aplicar e ser eficaz em termos de tempo e de custos. Um material de restauração ideal deve ser resistente à mancha e à abrasão, compatível com os tecidos moles, ter uma elevada resistência à compressão e ter uma tonalidade semelhante à da vida. Atualmente, não existe um único material ou método que possa responder a estes requisitos.[15] Todas as restaurações oferecem vantagens e limitações, quer sejam diretas ou indirectas, pelo que se deve avaliar todos os factores e escolher a que tem mais probabilidades de atingir os objectivos desejados.

As vantagens da técnica de estratificação direta em relação à indireta são as seguintes [2]

- As facetas diretas podem ser realizadas sem qualquer tipo de preparação, o que as torna totalmente reversíveis. Em comparação com as indirectas, em que é necessária a remoção da estrutura dentária.
- Uma vez que estas restaurações são efectuadas sem uma fase laboratorial, o seu custo é inferior ao das facetas indirectas
- A técnica direta é mais conservadora em comparação com a técnica indireta.
- Não são necessários provisórios; o tratamento é concluído numa única consulta.
- Não são necessárias impressões
- Nenhum procedimento laboratorial

As desvantagens da técnica de facetas ***diretas*** são as seguintes, que não se verificam com as facetas indirectas: [2]

- Os compósitos diretos têm uma menor resistência ao desgaste do que o esmalte.
- No caso do revestimento direto, existe o risco de se formarem bolhas de ar sob a superfície do revestimento. Estas bolhas, expostas pelo desgaste da superfície da resina por escovagem e/ou alimentos abrasivos, têm um compósito não polimerizado, tornando-o mais vulnerável à descoloração e degradação.
- Todos os compósitos sofrem retração por reação de polimerização. Isto pode provocar

fissuras no esmalte e/ou quebrar a ligação adesiva com a dentina, introduzindo consequências desfavoráveis.

As vantagens da técnica de recobrimento indireto em relação à técnica de recobrimento direto são as seguintes [15]

- A construção em laboratório de facetas de resina composta e de porcelana elimina grande parte do tempo necessário para cada restauração, em comparação com a técnica direta, que é demorada e requer mais tempo na cadeira.

- Comparando a durabilidade, embora ainda não estejam disponíveis dados a longo prazo sobre a durabilidade clínica das facetas indirectas, a durabilidade deve ser superior à das facetas diretas devido às propriedades físicas superiores de resistência e dureza. A estabilidade da cor e a biocompatibilidade inerentes às facetas de porcelana podem conferir-lhes maior longevidade do que as facetas de resina composta.

Independentemente da técnica seguida, os melhores resultados podem ser obtidos quando o dentista adequa as caraterísticas da técnica de restauração aos problemas estéticos ou estruturais presentes.

DESENHO DE PREPARAÇÃO PARA FACETAS COMPLETAS

Existem duas concepções básicas de preparação:

- Preparação de uma **"janela"**, e
- Uma **preparação para lapidação incisal.**

Recomenda-se uma preparação em "janela" para a maioria das facetas de compósito diretas e indirectas. Este desenho de preparação intra-esmalte preserva as superfícies linguais e incisais funcionais dos dentes anteriores superiores, protegendo as facetas de uma tensão oclusal significativa. Um desenho de preparação em "janela" também é recomendado para facetas de porcelana fabricadas indiretamente se o paciente apresentar uma função oclusal significativa, como evidenciado pelas facetas de desgaste nas superfícies lingual e incisal. Ao utilizar uma preparação em "janela", as superfícies funcionais são melhor preservadas em esmalte. Este desenho reduz o potencial de desgaste acelerado do dente oposto que poderia resultar se o trajeto funcional envolvesse porcelana nas superfícies lingual e incisal, como acontece com um desenho de lapidação incisal.

Uma preparação de lapidação incisal é indicada quando o dente que está a ser revestido precisa de ser alongado ou quando um defeito incisal justifica a restauração. Além disso, o desenho de lapidação incisal é frequentemente utilizado com facetas de porcelana, porque não só facilita o assentamento exato da faceta após a cimentação, como também permite uma estética melhorada ao longo do bordo incisal.

A preparação e restauração de um dente com uma faceta deve ser efectuada de forma a proporcionar uma função, estética, retenção, contornos fisiológicos e longevidade óptimos. Todos estes objectivos devem ser alcançados sem comprometer a resistência da estrutura dentária remanescente. Se a faceta ficar lascada, descolorida ou desgastada, pode normalmente ser reparada ou substituída.

Os dentes com manchas escuras, especialmente os descoloridos pela tetraciclina, são muito mais difíceis de revestir com facetas completas do que os dentes com defeitos generalizados mas com coloração normal. A dificuldade é ainda maior quando as áreas cervicais estão muito descoloridas. Normalmente, apenas os seis dentes anteriores maxilares necessitam de correção, uma vez que são os mais visíveis quando uma pessoa sorri ou fala. No entanto, os primeiros pré-molares superiores também são incluídos se também forem visíveis ao sorrir.

Os dentes anteriores mandibulares descoloridos raramente são indicados para facetas, porque as porções facioincisais são finas e normalmente sujeitas a forças de mordida e atrito. Por conseguinte, o revestimento dos dentes inferiores é desencorajado se os dentes estiverem em contacto oclusal normal, porque é extremamente difícil conseguir uma redução adequada do esmalte para compensar totalmente a espessura do material de revestimento. Além disso, se forem colocadas facetas de porcelana, estas podem acelerar o desgaste dos dentes maxilares opostos devido à natureza abrasiva da porcelana. Felizmente, o lábio inferior esconde normalmente estes dentes e a estética não é um problema tão grande. A maioria dos pacientes fica satisfeita com a abordagem conservadora de facetar apenas os dentes anteriores maxilares.[51]

REVESTIMENTOS DIRECTOS

A investigação **de Buonocore** sobre a técnica de condicionamento ácido em 1955, combinada com a utilização posterior de resinas preenchidas **por Bowen**, proporcionou a tecnologia que permite a ligação mecânica entre o dente condicionada e as resinas preenchidas (ligação direta). Embora estes tenham sido grandes avanços na investigação dentária no início da década de 1960, esta tecnologia de ligação teve pouca utilização estética durante quase uma década. Isto deveu-se, em parte, às limitações das resinas autopolimerizáveis disponíveis, que não permitiam tempo de trabalho suficiente para o dentista recriar uma superfície labial antes de a resina composta se polimerizar quimicamente.

A introdução de resinas compostas fotopolimerizáveis no início e em meados da década de 1970 permitiu ao dentista uma maior flexibilidade. A vantagem das resinas compostas fotopolimerizáveis, como o maior tempo de trabalho e a química melhorada, em comparação com as resinas compostas autopolimerizáveis, marcou a entrada na próxima geração de materiais estéticos. As resinas compostas fotopolimerizáveis estavam a substituir as resinas compostas autopolimerizáveis no final da década de 1970 e eram preferidas para restaurações estéticas anteriores.

A colagem direta com ácido-etch provou ser vantajosa, mas a suscetibilidade a manchas, a fraca resistência ao desgaste e a falta de fluorescência natural estimularam a procura contínua de materiais melhorados.[51]

FACETAS PARCIAIS DIRECTAS

Pequenas descolorações intrínsecas localizadas ou defeitos que estão rodeados por esmalte saudável são idealmente tratados com facetas parciais diretas. (Fig. 7.1.1-7.1.4)

As facetas parciais podem ser restauradas numa consulta com um compósito autopolimerizável ou fotopolimerizável. Os passos preliminares incluem a limpeza, a seleção da cor e o isolamento com rolos de algodão ou dique de borracha. Normalmente, não é necessária anestesia, exceto se o defeito for muito profundo e se estender à dentina. A forma do contorno é ditada apenas pela extensão do defeito e deve incluir toda a área descolorida. Utiliza-se um instrumento diamantado elíptico ou redondo grosseiro com um refrigerante de ar e água para preparar a cavidade, geralmente a uma profundidade de cerca de 0,5 a 0,75 mm.

Normalmente, não é necessário remover todo o esmalte descolorido na direção pulpar. No entanto, a preparação deve ser estendida perifericamente para o esmalte sadio e não afetado. Se todo o defeito ou mancha for removido, então um compósito de microenchimento é recomendado para restaurar a cavidade. Se, no entanto, permanecer uma área residual ligeiramente manchada ou uma mancha branca no esmalte, pode ser utilizado um compósito intrinsecamente menos translúcido em vez de estender a preparação até à dentina para eliminar o defeito. A maioria dos compósitos preenchidos principalmente com cargas radiopacas, como o vidro de bário, para além de serem radiopacos, são também mais opacos opticamente com qualidades intrínsecas de mascaramento. A utilização destes tipos de compósitos para a restauração de cavidades com manchas residuais ligeiras é mais eficaz e conserva a estrutura dentária. Posteriormente, é efectuada a inserção e o acabamento da restauração de compósito.[51]

DIRECT PARTIAL VENEERS

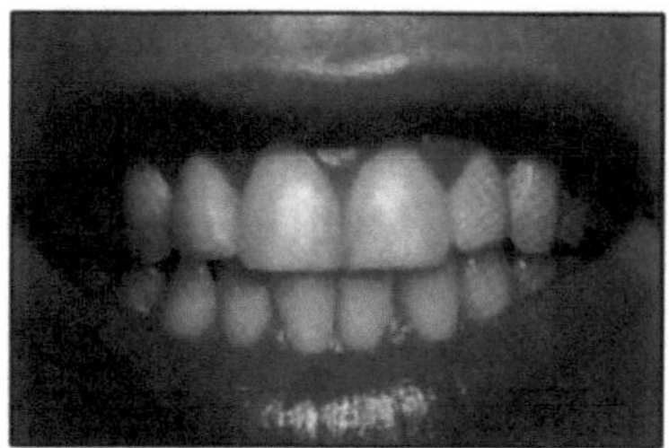

Fig 7.1.1 Patient with overcontoured direct full veneer

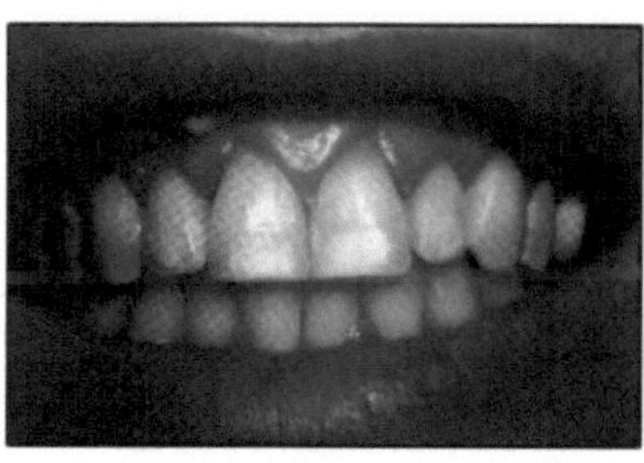

Fig 7.1.2 After removal of veneers localized white spots are evident

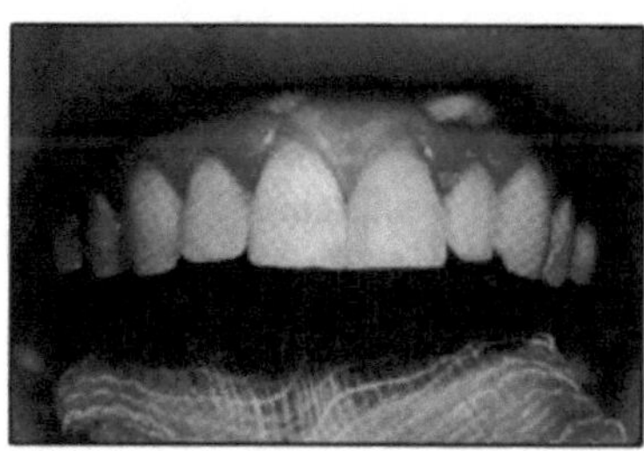

Fig 7.1.3 Intraenamel preparation for Partial veneer restoration

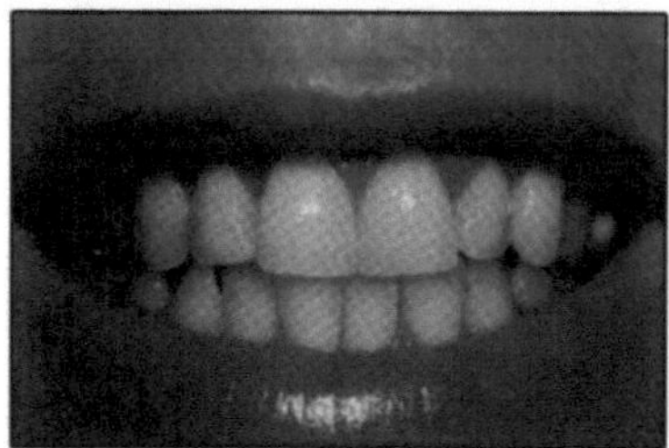

Fig 7.1.4 Completed Partial veneer

FACETAS TOTAIS DIRECTAS: PROCEDIMENTOS CLÍNICOS

PREPARAÇÃO DOS DENTES: [2]

A preparação de um dente para uma faceta direta depende do seu grau de descoloração, do posicionamento do dente, do espaçamento ou apinhamento dos dentes e da altura da linha do sorriso. No caso de dentes fracturados, a preparação também dependerá da extensão da fratura. O grau de alteração de cor (escurecimento) pode constituir a colocação mais importante dos limites da preparação.

A preparação pode assim ser classificada como:

1. Dentes sem alteração de cor ou que apresentem uma descoloração "discreta"; e
2. Dentes que apresentam uma descoloração acentuada. (Dentes manchados com tetraciclina)

No entanto, independentemente do grau de descoloração apresentado pelo dente específico, é necessário considerar os seguintes factores durante a preparação:

1. Profundidade de preparação
2. Limites de preparação: a) Margem proximal: Área de contacto proximal e área de subcontacto
   b) Margem incisal
   c) Margem gengival

1. Profundidade de preparação:

A profundidade de preparação para dentes com descoloração ligeira deve ser de aproximadamente 0,4 mm na área cervical e 0,5 mm no terço médio e nas áreas incisais. A redução do esmalte facial em dentes com descoloração severa é geralmente mais profunda, 0,5 mm na região cervical e 0,7 mm no terço médio e nas áreas incisais. O facto de a preparação ser mais profunda pode causar a exposição da dentina, o que deve ser evitado tanto quanto possível. É efectuado um corte de profundidade na área supragengival utilizando uma broca redonda (Fig. 7.2.1). Deve ser usada uma broca redonda # 1011 para a preparação do corte de profundidade. No caso de dentes com uma cor muito alterada, pode ser usada uma broca redonda #1012, 1013 ou 1014. O corte de profundidade corresponde a metade da espessura da broca selecionada. Um corte de profundidade central na direção gengivo-incisal pode ser feito usando a mesma broca redonda. A preparação do corte de profundidade é completada em três planos como mostrado na Fig 7.2.2-7.2.3.

2. Limites de preparação

Os limites da preparação, no que diz respeito à colocação das margens gengival, proximal e incisal, para facetas diretas em dentes com descoloração discreta estão intimamente relacionados com o seguinte

- A altura da linha do sorriso
- Grau de escurecimento do dente
- Exigência dos pacientes em matéria de estética
- Inclinação do dente para lingual
- Dimensões e localização dos contactos proximais
- Forma e tamanho das incisões faciais
- Presença e extensão de qualquer fratura
- Função incisal
- Necessidade de alongamento do dente

São seguidos os mesmos princípios da preparação para os dentes com descoloração acentuada, no entanto, quando se considera a altura da linha do sorriso, é extremamente importante que os limites da preparação não deixem visível a estrutura dentária escurecida.

a) Margem proximal (Fig. 7.2.4)

Após efetuar os cortes de profundidade, reduzir a metade distal da superfície labial seguindo a convexidade da superfície. A redução deve estender-se até ao rebordo labial. Para dentes não descoloridos, a margem proximal pode ser colocada facio-lingualmente antes da área de contacto. Nos dentes com descoloração ligeira ou grave, é necessário estender a preparação palatalmente até ao contacto proximal, envolvendo aproximadamente 0,2 mm da área de contacto proximal. Esta extensão impede que a margem seja visível.

A margem proximal do preparo na área de subcontacto é estendida mais na direção palatina devido ao tamanho das embrasures gengivais e faciais. Isto evita que a estrutura dentária fique visível num determinado ângulo de visão, prejudicando gravemente a estética. A linha de acabamento deve ser bem definida e com chanfro contínuo.

Quando a metade distal da superfície vestibular e a área proximal distal são preparadas, o dente parcialmente preparado deve ser examinado em perfil para observar a profundidade do preparo. Se for insuficiente, a profundidade é aumentada.

Após um exame cuidadoso, a metade mesial da superfície labial e a superfície mesio-proximal são reduzidas da mesma forma que no lado distal.

b) Margem incisal

Após a redução labial e proximal estar concluída, a linha de acabamento incisal será definida. A margem incisal pode ser estabelecida na superfície facial como uma linha de "fio de navalha" para que o bordo incisal seja mantido. Em casos de descoloração grave, a margem incisal envolve o bordo incisal e/ou parte da superfície palatina.

c) Margem gengival (Fig. 7.2.5)

O último passo é determinar a margem gengival. A margem gengival geralmente não deve ser colocada no sulco gengival. É visível uma margem de compósito muito fina. Os pacientes que são exigentes quanto aos resultados estéticos não aceitam margens visíveis. Nestes casos, a margem deve ser feita 0,1 a 0,2 mm subgengivalmente e deve ser chanfrada. Nos casos de dentes com descoloração severa, a margem gengival terá frequentemente de ser alargada cerca de 0,3 mm para o sulco gengival. A linha de acabamento gengival deve ser contínua e bem definida por um chanfro. Uma ponta de diamante troncocónica de extremidade redonda (2135) é utilizada para estabelecer a extensão subgengival.

PREPARAÇÃO DA MATRIZ: [2]

Dependendo da relação do dente com os dentes adjacentes e da sua condição anatómica, a técnica de aplicação da faceta pode envolver a realização de uma matriz especial como primeiro passo. Existem duas técnicas disponíveis:

1. Técnica da matriz acrílica (Fig. 7.2.6-7.2.7)
2. Técnica direta sem matriz.

A técnica da matriz acrílica é especialmente indicada para casos em que o(s) dente(s) envolvido(s) apresenta(m) alteração de cor sem problemas de contorno ou mau posicionamento. Caso o dente apresente alteração de forma e/ou posicionamento, a técnica da matriz não é viável.

Os passos seguintes são considerados na elaboração da matriz:

1. O cordão de retração é colocado.
2. A vaselina líquida é aplicada com uma bolinha de algodão nas superfícies dentárias e nos dentes adjacentes.

3. A resina acrílica é aplicada no dente programado para a faceta, cobrindo-o nas superfícies vestibular, proximal e incisal.
4. A deposição da resina acrílica deve ser iniciada nas superfícies gengivais e proximais.
5. Depois de cobrir o dente, parte da superfície facial dos dentes adjacentes também é

coberta com a resina acrílica e é polimerizada.

6. A superfície interna da matriz deve ser cuidadosamente inspeccionada para detetar bolhas de ar ou outras imperfeições.
7. As arestas vivas na região incisal-palatina e nas regiões proximais podem ser removidas com um disco de lixa.
8. A matriz é experimentada na boca. Se for adequada, é armazenada em água até ao dia em que a faceta é feita.

ISOLAMENTO DO CAMPO OPERATÓRIO: [2]

O isolamento para a preparação da faceta direta pode ser relativo ou absoluto. Com o isolamento relativo, é necessário ter cuidado para evitar a contaminação por humidade, particularmente na área cervical e nos casos em que a preparação tem uma margem subgengival.

Uma solução fácil e satisfatória nestes casos consiste em colocar um cordão de retração no sulco gengival. Uma alternativa ao isolamento relativo envolve uma matriz especialmente concebida para facetas.

O isolamento com dique de borracha (Fig. 7.2.8) é fácil e rápido de efetuar, mas muitos acreditam que o dique e os grampos podem interferir com a visão dos dentes como um grupo e a sua relação com o tecido gengival.

TINTAGEM ÁCIDA: [2]

Uma vez isolado o campo operatório, uma banda de matriz mylar é posicionada nos espaços interdentários do dente. O adesivo do sistema adesivo é aplicado na preparação, estendendo-se cerca de 0,1 mm para além das margens, sobre o esmalte não preparado. 15 segundos após a aplicação do ácido, é utilizado um spray de ar/água durante cerca de 30 segundos. O condicionamento ácido é efectuado de forma semelhante sobre o esmalte e a dentina. No entanto, a secagem é ligeiramente diferente. É utilizado um papel absorvente na área da dentina e ar no esmalte (Fig. 7.2.9 - 7.2.10).

APLICAÇÃO E POLIMERIZAÇÃO DO SISTEMA ADESIVO: [2]

A aplicação do sistema adesivo deve incluir estas considerações:

1. Nos casos em que apenas o esmalte está envolvido, o primário é omitido.
2. Nos casos em que a dentina está envolvida, o primário é obrigatório.

O sistema adesivo é aplicado com esponjas ou pincéis descartáveis. A resina adesiva, aplicada no esmalte ou no esmalte e dentina revestidos com primário, é espalhada com um jato de ar suave e polimerizada durante 20 segundos. (Fig. 7.2.11)

INSERÇÃO E POLIMERIZAÇÃO DAS RESINAS COMPOSTAS: [2]

Aplique uma tonalidade gengival de compósito com um instrumento manual, começando com material suficiente para cobrir o terço gengival do dente. O excesso de compósito não deve ficar para além da margem. A tonalidade gengival do compósito é emplumada no terço médio, alisada (uma ligeira passagem com uma pequena escova com cerdas finas é útil para alisar a superfície antes da polimerização) e polimerizada. (Fig. 7.2.12)

Em seguida, a sombra incisal é misturada sobre o terço médio e sobre a área incisal para obter o contorno e a cor adequados. Se a área incisal for muito translúcida, estão disponíveis na maioria dos fabricantes tonalidades translúcidas especiais de compósito, que são recomendadas para a restauração desta área.

Avaliar o contorno facial inspeccionando-o a partir de uma vista incisal com um espelho antes de o compósito ser polimerizado. (Fig. 7.2.13) mostra a faceta de compósito direto concluída.

DIRECT FULL VENEER

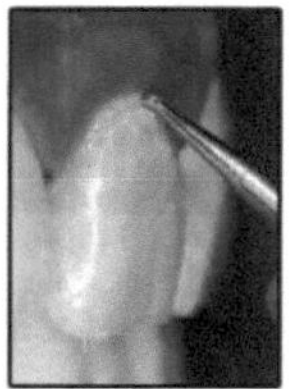

Fig 7.2.1 Using a # 1011 round diamond bur, a depth cut is prepared in the supragingival cervical area

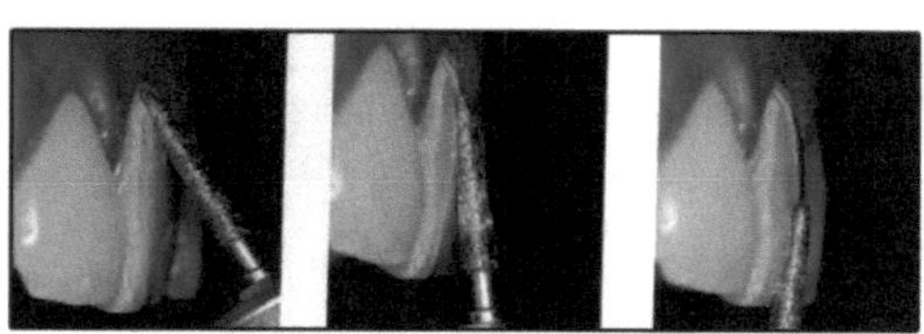

Fig 7.2.2 The depth cut is completed in three planes

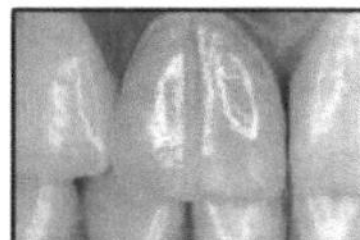

Fig 7.2.3 Facial view of cervical and central depth cuts in three planes

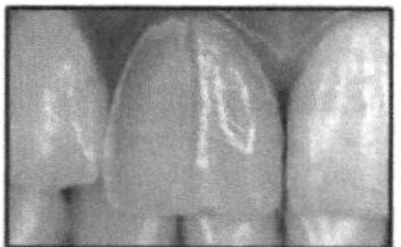

Fig 7.2.4 Anterior view of the half of the labial surface.

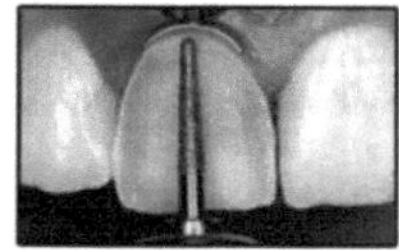

Fig 7.2.5 With the help of a gingival retraction instrument, the gingival margin is protected and retracted while the preparation is extended within the sulcus

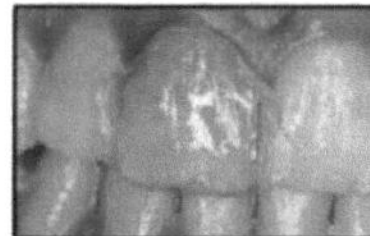

Fig 7.2.6 Facial view of the matrix positioned on the tooth to be restored

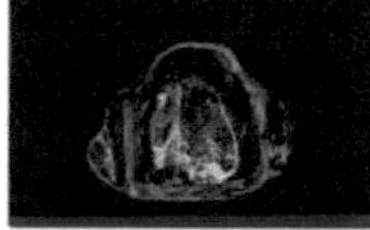

Fig 7.2.7 The acrylic matrix

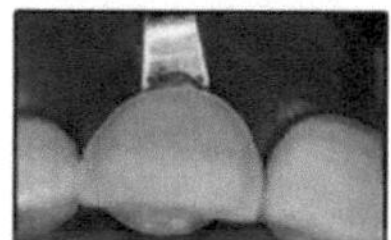

Fig 7.2.8 Isolation done using a rubber dam

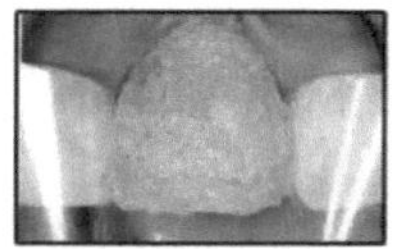

Fig 7.2.9 Using phosphoric acid, the enamel is etched for 15 seconds

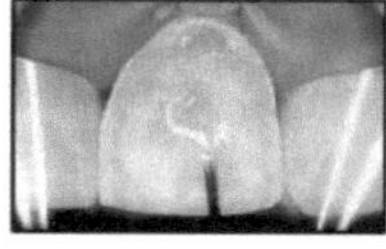

Fig 7.2.10 After rinsing with an air water spray, the adhesive system is applied over the acid-etched surface

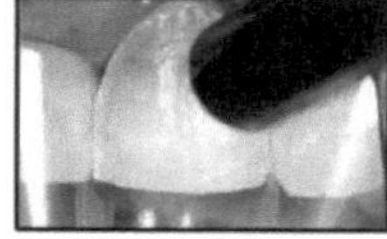

Fig 7.2.11 Adhesive is cured during 20 seconds

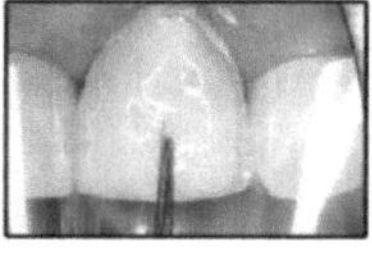

Fig 7.2.12 Using a brush, hybrid resin is spread over the tooth

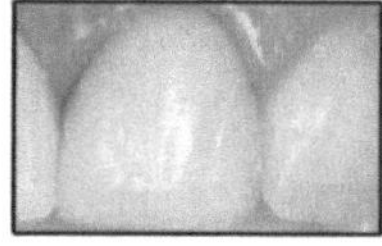

Fig 7.2.13 Properly polished direct composite veneer

A UTILIZAÇÃO DE MODIFICADORES DE COR: [2]

As opções para várias tonalidades e graus de translucidez das resinas compostas são alargadas através da utilização de vários modificadores de cor (designados por corantes, pigmentos ou matizes). São resinas compostas de baixa viscosidade às quais foram adicionados óxidos ferrosos.

Os opacos são materiais resinosos aplicados como uma película fina numa camada interna da faceta para bloquear total ou parcialmente a passagem da luz para a restauração

É aplicada uma camada de agente opacificante para mascarar a área descolorida. Os agentes opacificantes de resina devem ser aplicados em camadas finas (normalmente duas), sendo cada camada curada separadamente devido à dificuldade de penetração da luz através do material opaco. Isto assegurará a polimerização completa desta camada intermédia. Deve ter-se o cuidado de não deixar que o material opaco permaneça na margem da superfície cavo-superficial, porque aparecerá como uma linha opaca definida ao longo da margem da restauração final. Pode obter-se uma superfície pontilhada esfregando o opaco parcialmente curado com a ponta de um pincel. Esta textura ajudará a refletir os raios de luz em várias direcções através do revestimento e resultará numa aparência mais natural.

ACABAMENTO E POLIMENTO: [2]

Remova o excesso de resina e adesivo das áreas gengivais e dos encaixes proximais utilizando uma lâmina de bisturi n.º 12. Podem ser utilizadas pontas de diamante de grão fino e/ou brocas multi-lâminas para remover o excesso e obter um contorno compatível com a biologia e a estética dos tecidos.

O polimento final é efectuado com pontas abrasivas ou discos abrasivos concebidos para resina composta.

FACETAS INDIRECTAS

A ideia de restaurar os dentes para fins estéticos tornou-se mais amplamente aceite pela comunidade dentária à medida que foram ficando disponíveis novas técnicas e materiais de restauração estética. **Faunce**[5] descreveu uma faceta pré-fabricada de resina acrílica de peça única como uma alternativa melhorada à colagem direta com ácido. Ao utilizar um primário químico aplicado à faceta e um compósito para colocar a faceta num dente condicionado, tanto a ligação química como a mecânica contribuíram para a fixação. Era mais resistente às manchas do que as facetas de resina composta, mas muitos laminados de resina acrílica pré-formados sofriam de delaminação na interface laminado/composto, normalmente devido à fraca ligação química. Tal como as resinas compostas, também apresentavam uma fraca resistência à abrasão.

A vantagem inerente às facetas fabricadas em laboratório é a precisão anatómica. As facetas de resina acrílica formadas em laboratório e as facetas de resina microfill formadas em laboratório oferecem uma superfície lisa, uma boa capacidade de mascaramento e muito pouco acabamento, se forem corretamente preenchidas. No entanto, os laminados de porcelana podem ultrapassar a sua estética, resistência e longevidade.

TÉCNICAS DE REVESTIMENTO INDIRECTO

Muitos dentistas consideram que a preparação, inserção e acabamento de várias facetas diretas de uma só vez é demasiado difícil, fatigante e demorada. Alguns pacientes ficam desconfortáveis e inquietos durante as consultas longas. Além disso, as tonalidades e os contornos das facetas podem ser mais bem controlados quando feitas fora da boca num molde. Por estas razões, as técnicas de facetas indirectas são geralmente preferíveis. Embora sejam necessárias duas consultas para as facetas indirectas, poupa-se tempo de cadeira porque muito do trabalho é feito no laboratório. Podem ser obtidos excelentes resultados quando se segue uma avaliação clínica adequada e procedimentos operacionais cuidadosos. As facetas indirectas são fixadas ao esmalte por condicionamento ácido e colagem com um material de colagem de resina autopolimerizável, fotopolimerizável ou de dupla polimerização.

As facetas indirectas incluem as feitas de:

(1) Compósito processado [52]

(2) Porcelana feldspática[10] , e

(3) Cerâmica fundida.[53]

Devido à sua resistência, durabilidade e estética superiores, a porcelana feldspática é, de longe, o material mais popular para as técnicas de facetas indirectas utilizadas pelos dentistas.[51]

Com base em vários estudos, é evidente que é possível obter uma resistência e retenção superiores das facetas com facetas de porcelana gravada. A textura da superfície da porcelana vidrada é também superior à da resina polida devido à sua durabilidade e elevado brilho. No entanto, em áreas onde a superfície da faceta é perturbada devido ao contorno e ao acabamento, é significativamente mais difícil restabelecer uma superfície altamente polida para as facetas de porcelana do que para a resina.[52]

Os custos laboratoriais das facetas de resina são inferiores aos das facetas de porcelana. No entanto, as facetas de porcelana, que são aparentemente mais duradouras do que as facetas de resina, podem exigir uma substituição menos frequente, o que resulta numa poupança de custos a longo prazo.[15]

Uma vantagem significativa das facetas indirectas de resina é a sua capacidade inerente de coloração e mascaramento. As facetas de resina são menos dependentes da tonalidade do meio de ligação subjacente do que as facetas de porcelana. A sua opacidade intrínseca também lhes permite mascarar mais eficazmente as manchas subjacentes. São frequentemente indicadas para o tratamento restaurador de manchas graves de tetraciclina.[52]

As facetas de cerâmica fundida oferecem qualidades comparáveis, mas requerem uma técnica laboratorial rigorosa e permitem apenas um acabamento e uma alteração limitados dos contornos no consultório; no entanto, um excelente apoio laboratorial e a excelente adaptação marginal destas facetas podem minimizar ou eliminar esta desvantagem.

Há muitas vantagens em fundir cerâmica em vez de porcelana. A utilização da técnica de cera perdida, tal como acontece com as ligas metálicas, elimina a necessidade de compensar a contração de 20% observada com a cozedura tradicional de porcelana. O enceramento da anatomia precisa proporciona contornos mais exactos, margens melhoradas, melhor adaptação marginal e menor tempo de cadeira necessário para assentar as facetas. A dureza e a densidade são semelhantes às do esmalte, o que elimina a abrasão dos dentes naturais opostos que se verifica com a porcelana

Devido à grande translucidez das facetas de cerâmica fundida, podem ser fabricadas restaurações estéticas e com aspeto de vida. São menos retentivas da placa bacteriana do que a porcelana.

Como qualquer técnica de restauração, mesmo as facetas de cerâmica fundida têm desvantagens. O processo laboratorial necessário é mais lento do que o processo utilizado para fabricar facetas de porcelana. Se for necessário efetuar um contorno na cadeira, a cor e o esmalte de porcelana ficarão comprometidos e será necessário efetuar uma nova restauração. Os dentes severamente descoloridos não são tão facilmente mascarados como com a porcelana devido à maior translucidez das facetas de cerâmica fundida.

Apesar do elevado custo inicial para equipar um laboratório, a utilização de cerâmicas fundidas está a aumentar para acompanhar a procura.[53]

FACETAS COMPOSTAS PROCESSADAS

As facetas de compósito podem ser processadas em laboratório para obter propriedades superiores.[52] Utilizando luz intensa, calor, vácuo, pressão ou uma combinação destes, podem ser produzidos compósitos curados que possuem propriedades físicas e mecânicas melhoradas em comparação com os compósitos tradicionais fabricados em consultório. Além disso, as facetas de compósito fabricadas indiretamente oferecem um potencial superior de sombreamento e caraterização, bem como um melhor controlo dos contornos faciais.

Uma vez que a sua composição é semelhante à do compósito de consultório, as facetas indirectas de compósito podem ser coladas ao dente com um meio de ligação de resina. Após o condicionamento ácido, o agente de ligação é aplicado ao esmalte condicionado, como em qualquer restauração de compósito. De seguida, é utilizado um meio de ligação de resina fluida para colar a faceta no lugar. Forma-se uma ligação química entre o agente de ligação e o meio de ligação e, em menor grau, entre o meio de ligação e a faceta de compósito processada. Uma vez que o processamento laboratorial resulta num maior grau de polimerização, permanecem menos sítios de ligação no compósito processado para posterior ligação ao meio de ligação. A excelente retenção mecânica ocorre na interface entre o meio de ligação e o dente, devido à superfície rugosa do dente resultante da preparação com um instrumento diamantado grosseiro, bem como da formação de marcas no esmalte gravado.

Atualmente, a maioria dos compósitos processados são compósitos de microenchimento. Embora existam vantagens significativas em relação às facetas diretas de compósito, as facetas indirectas feitas de compósitos microfill processados possuem uma força de ligação limitada devido ao potencial reduzido para formar uma ligação química com o meio de ligação. Consequentemente, não devem ser utilizadas em áreas de grande tensão oclusal.

Um compósito processado recentemente desenvolvido do tipo híbrido, preenchido com vidro de bário e sílica coloidal, oferece uma melhoria significativa na resistência de ligação.[54] Uma vez que este tipo de compósito contém partículas de vidro de bário, um material de enchimento radiopaco relativamente macio, pode ser jato de areia e gravado em laboratório com uma concentração moderada (9% a 10%) de ácido fluorídrico para produzir numerosas áreas de cortes microscópicos, semelhantes ao fenómeno que ocorre quando o esmalte é gravado. Ao produzir uma superfície capaz de ligação micromecânica, **as facetas de compósito gravadas (Herculite XRV Lab)** deste tipo podem ser fortemente ligadas ao esmalte sem depender de uma ligação química significativa.

As facetas de compósito processado são facilmente colocadas, acabadas e polidas. (Fig. 8.1.18.1.6) Também podem ser substituídas ou reparadas facilmente com compósito de consultório. Por estas razões, as facetas indirectas de compósito processado são frequentemente recomendadas para colocação em crianças e adolescentes como restaurações provisórias até os dentes terem erupcionado completamente e atingido o comprimento total da coroa clínica. Na idade de 18 a 20 anos, pode optar-se por uma alternativa mais permanente, como as facetas de porcelana ou de cerâmica fundida.

As facetas de compósito processadas indiretamente também são indicadas para colocação em pacientes que apresentam um desgaste significativo dos seus dentes anteriores devido a stress oclusal. No entanto, apenas o tipo de facetas de compósito "gravado" é recomendado em casos de stress oclusal devido à sua força de ligação superior. Quando a economia é a principal consideração, as facetas de compósito processado indireto oferecem uma alternativa estética e acessível aos tipos de porcelana ou cerâmica fundida mais dispendiosos. No entanto, deve ser salientado ao doente que as facetas de compósito processado não apresentam, normalmente, uma longevidade clínica comparável.

INDIRECT PROCESSED COMPOSITE VENEER

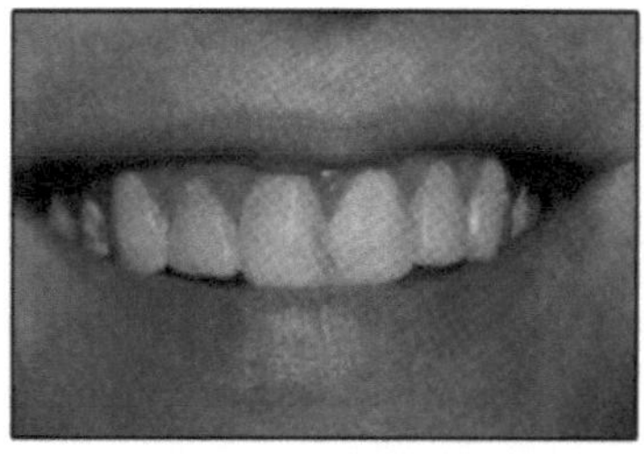

Fig 8.1.1 Patient with six defective direct composite veneers

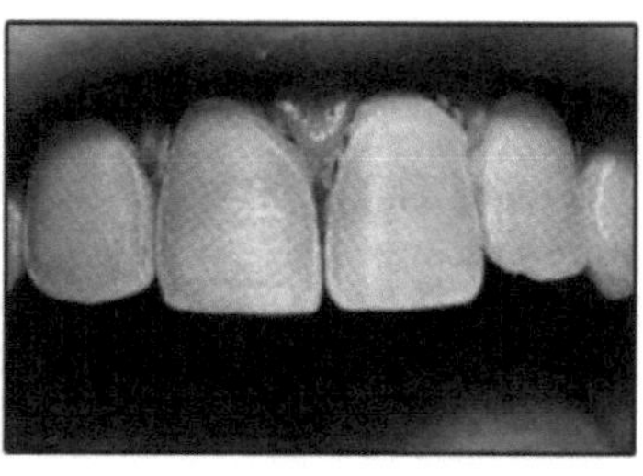

Fig 8.1.2 Finished window preparation for Indirect processed composite veneers

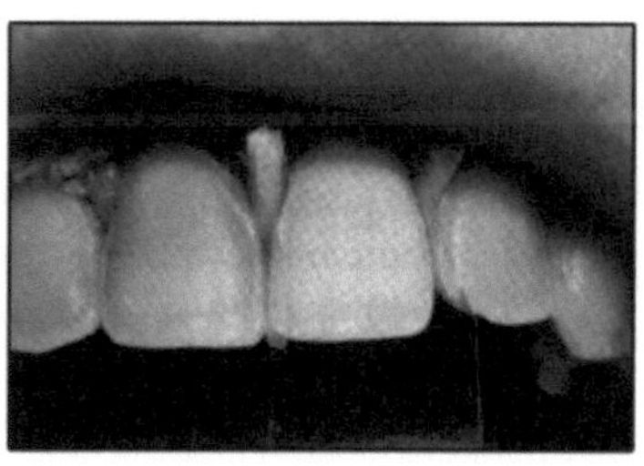

Fig 8.1.3 Left Central isolated, etched and ready for veneer bonding

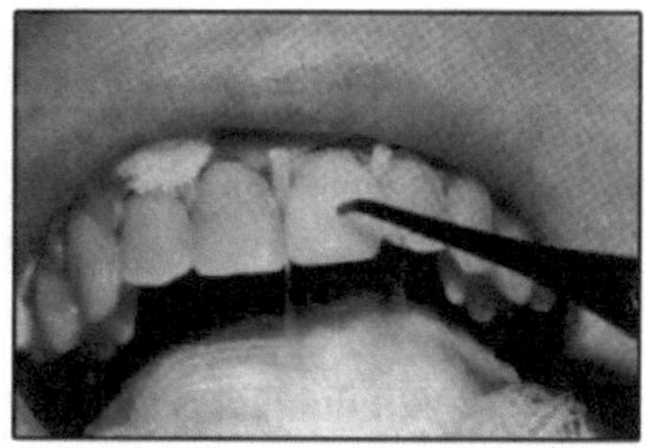

Fig 8.1.4 Veneer is positioned

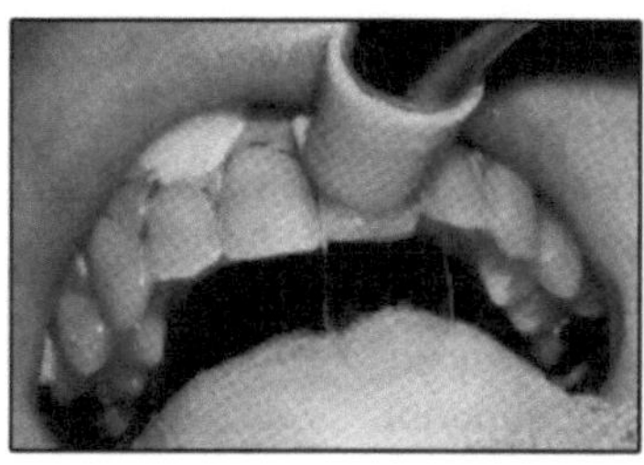

Fig 8.1.5 Veneer bonding medium is light cured

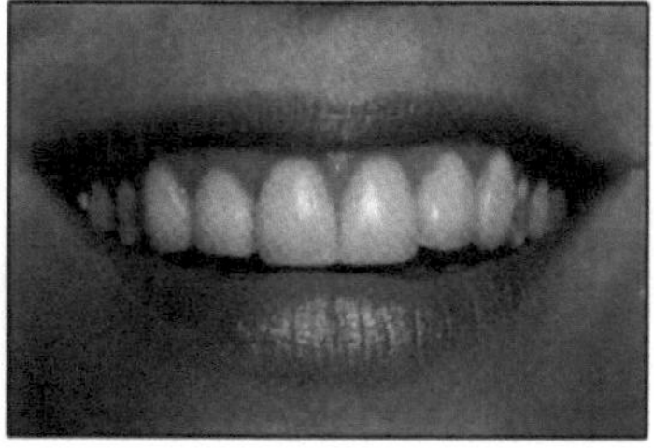

Fig 8.1.6 Completed Indirect Processed composite veneer

PREPARAÇÃO DOS DENTES:

Após a seleção da cor, os dentes são isolados com rolos de algodão colocados bilateralmente e fio de retração gengival. Todas as restaurações de Classe III defeituosas existentes ou pequenas lesões de cárie devem ser restauradas antes da preparação. Múltiplas restaurações grandes existentes comprometem o potencial de ligação da faceta ao dente e podem representar uma contraindicação. Normalmente, não é necessária anestesia para os preparos dentários para facetas. De facto, a resposta do paciente é importante para avaliar a profundidade da preparação, especialmente no terço gengival do dente. As preparações devem restringir-se inteiramente ao esmalte, se possível.

Recomenda-se um desenho de preparação em "janela" para a maioria das facetas de compromisso processadas indiretamente devido à força de ligação limitada da faceta de compósito. Se os dentes necessitarem de alongamento ou se existirem defeitos que justifiquem o envolvimento do bordo incisal, a faceta de compósito gravado deve ser utilizada com um desenho de "lapidação incisal".

A preparação da janela é efectuada com um instrumento diamantado de extremidade arredondada a uma profundidade de aproximadamente 0,5 a 0,75 mm a meio da face, diminuindo para uma profundidade de 0,2 a 0,5 mm ao longo da margem gengival, dependendo da espessura do esmalte. Tal como referido anteriormente para as facetas diretas em compósito, a margem gengival, a menos que os defeitos, cáries ou descoloração escura justifiquem a extensão subgengival. Além disso, as margens interproximais devem estender-se até aos rebordos faciais e gengivais, sem envolver um rebaixo, mas devem estar localizadas imediatamente a seguir aos contactos proximais.

Geralmente, não são colocadas restaurações provisórias porque as preparações se limitam ao esmalte. Se uma pequena quantidade de dentina for inadvertidamente exposta, pode ser aplicada uma camada fina de um agente de ligação à dentina na dentina exposta e curada para reduzir a possibilidade de sensibilidade pós-operatória. Os pacientes devem ser sempre avisados de que os dentes preparados ficarão ligeiramente ásperos durante o período intermédio até à colagem das restaurações de facetas finais.

TÉCNICA DE IMPRESSÃO:

É feita uma impressão elastomérica após os preparos dentários. Se as margens gengivais estiverem bem isoladas e afastadas do fio de retração, o fio pode ser deixado no lugar durante a moldagem. Se, no entanto, as margens forem subgengivais ou próximas do tecido gengival, um melhor acesso ao registo da margem gengival é proporcionado pela remoção do cordão imediatamente antes da injeção do material de moldagem. Recomenda-se também que o aspeto lingual dos rebordos gengivais seja bloqueado com cera macia. Este passo evitará a penetração e o bloqueio do material de impressão através do encaixe gengival, o que frequentemente resulta em impressões rasgadas, especialmente ao longo de áreas marginais críticas.

É obtido um molde de trabalho em gesso a partir da impressão com matrizes individualmente amovíveis para facilitar o acesso às áreas interproximais. Uma vez fabricadas as facetas, estas devem ser inspeccionadas cuidadosamente para detetar linhas de fratura, lascas ao longo das margens ou outros defeitos significativos que impeçam uma colocação bem sucedida. Uma vez que as facetas são compostas por compósito, é possível efetuar algum recontorno intra-oral após a colagem.

Na segunda consulta, os dentes a revestir são limpos com uma pasta de pedra-pomes, a cor é confirmada e o local da operação é isolado. Estão disponíveis molduras que retraem confortavelmente os lábios para um melhor acesso, se necessário. O isolamento de rotina é efectuado através da colocação de rolos de algodão e da inserção de cordas de retração. É colocada uma gaze de algodão de 2 x 2 polegadas na parte de trás da boca do doente para o proteger contra a aspiração ou deglutição de uma faceta se esta cair inadvertidamente.

LIGAÇÃO:

O ajuste de cada faceta é avaliado individualmente no dente e ajustado, se necessário. Todas as facetas devem ajustar-se bem ao dente na área gengival. As facetas devem ser experimentadas no lugar, tanto individual como coletivamente, para assegurar o ajuste das facetas adjacentes. As facetas devem ser experimentadas no local apenas em dentes limpos e secos para eliminar qualquer potencial de contaminação. Se ocorrer uma contaminação acidental, a faceta deve ser cuidadosamente limpa com álcool ou ácido, enxaguada e seca antes da colagem. Na remoção, cada faceta é colocada com o lado do dente para cima (lado côncavo virado para cima) numa almofada adesiva. Alguns compósitos processados (tipo não condicionados) requerem a aplicação de um agente de ligação primário no lado do dente da faceta, seguindo as instruções do fabricante. Estes agentes de ligação primários são tipicamente materiais promotores de adesão que aumentam a força de ligação da faceta ao meio de ligação de resina. Uma camada fina de agente de ligação de resina é aplicada no lado do dente da faceta com um pincel ou uma pequena esponja, mas não é curada. As facetas são armazenadas sob uma tampa de frasco ou são colocadas num recipiente impermeável à luz para evitar a cura prematura do agente de ligação.

Recomenda-se a utilização de um meio de ligação de resina fotopolimerizável para colar a faceta ao dente. A seleção da cor do meio de ligação é determinada depois de o ajuste das facetas individuais ter sido avaliado e confirmado. A seleção da cor é feita colocando primeiro uma camada uniforme de uma cor selecionada do meio de ligação, com aproximadamente 0,5 mm de espessura, no lado do dente de uma única faceta. Normalmente, é utilizada uma faceta do incisivo central para facilitar a determinação da cor do meio de ligação. A luz do consultório deve ser afastada durante a avaliação da cor para evitar a polimerização prematura e inadvertida da faceta no dente. A faceta é assente num dente limpo, seco e não esculpido, o excesso de material de ligação é removido com uma escova e a cor geral da faceta é avaliada. Após a prova, a faceta é rapidamente removida e guardada sob uma tampa de frasco ou colocada num recipiente impermeável à luz para evitar a cura do meio de ligação residual. Se a cor do meio de ligação for considerada adequada, é simplesmente adicionada mais da mesma cor de meio de ligação à faceta imediatamente antes da ligação. Se for considerada necessária uma cor diferente, a cor existente é limpa do aspeto interior da faceta com uma escova descartável e é colocada uma nova cor de agente de união na faceta. Entretanto, o assistente pode remover os resíduos da cor anterior do dente com uma bola de algodão ou uma escova. A faceta carregada com a nova cor de resina de ligação é novamente colocada e avaliada como descrito anteriormente

Deve ser enfatizado que a cor inerente do revestimento, a caraterização e a opacidade interna devem ser realizadas durante o fabrico do próprio revestimento. Pode ser incorporado algum opaco adicional no meio de ligação da resina no momento da ligação para conseguir um maior mascaramento. Além disso, a tonalidade geral do revestimento pode ser ligeiramente modificada pela tonalidade do meio de ligação selecionado. No entanto, não é possível efetuar alterações significativas na tonalidade do lado da cadeira.

Os cordões de retração são avaliados para assegurar que estão adequadamente inseridos na fenda gengival. É recomendada uma técnica para a colocação individual de cada faceta. O dente utilizado para experimentar e avaliar a cor do meio de ligação deve ser limpo novamente com uma pasta de pedra-pomes para remover qualquer resina residual que possa impedir o condicionamento ácido adequado do esmalte.

As tiras de poliéster são colocadas nas áreas proximais do primeiro dente a ser restaurado. Podem ser utilizadas cunhas de madeira para fixar a posição das tiras, mas deve ter-se o cuidado de não irritar a papila gengival para não provocar hemorragia. O ácido é aplicado artisticamente com um pequeno pincel, esponja ou aplicador de ácido. Não se deve permitir que o ácido escorra para o cordão de retração ou para o tecido mole. O dente preparado está pronto para a colagem da faceta após o condicionamento ácido, enxaguamento e secagem. Aplica-se uma camada fina de agente de ligação de resina ao esmalte condicionado, ligeiramente soprada com ar, mas não polimerizada até à colocação da faceta. A cura prematura do agente de ligação pode impedir o assentamento completo da faceta.

A tonalidade selecionada do meio de ligação de resina fotopolimerizável é adicionada ao lado do dente da faceta com material suficiente para cobrir toda a superfície tratada sem deixar entrar ar. A faceta é cuidadosamente colocada no dente adequado e ligeiramente agitada no lugar com um instrumento rombo ou com uma ligeira pressão dos dedos. Utiliza-se uma escova ou um explorador para remover o excesso de material de ligação. O assentamento correto da faceta deve ser avaliado com um explorador n.º 2. Com a faceta corretamente posicionada e o excesso de meio de ligação removido, utiliza-se uma unidade de polimerização de luz visível para polimerizar o material com um tempo de exposição mínimo de 40 a 60 segundos em cada uma das direcções facial e lingual, para uma exposição total de 80 a 120 segundos. O excesso de resina de ligação curada que fica à volta das margens é melhor removido com uma lâmina cirúrgica n.º 12 presa num cabo Bard-Parker. Cada faceta deve ser novamente experimentada no local imediatamente antes da colagem para assegurar o assentamento completo na presença de cada dente, à medida que as outras facetas (uma de cada vez) são colocadas de forma semelhante.

Quando as facetas estiverem todas coladas, apenas é necessário um pequeno acabamento nas áreas marginais. A remoção do fio de retração nesta altura permite o acesso e a visibilidade para o acabamento das margens gengivais. Deve ser sempre utilizado fio dental não encerado para avaliar a suavidade final das áreas interproximais. Se as áreas incisais tiverem sido envolvidas, as excursões protrusivas devem ser avaliadas para assegurar a harmonia oclusal nas áreas restauradas. Os pacientes também devem ser alertados para evitar morder alimentos ou objectos duros para evitar fraturar o bordo incisal, especialmente se tiver sido utilizado um desenho de lapidação incisal.

FACETAS LAMINADAS DE PORCELANA

A porcelana esmaltada tem uma longa história de utilização em medicina dentária como um dos materiais mais estéticos e biocompatíveis disponíveis, apenas ultrapassado pelo próprio esmalte. A resistência da porcelana à abrasão e às manchas é excelente e é bem tolerada pelos tecidos gengivais. O advento das facetas laminadas de porcelana como uma restauração estética permanente marcou a progressão de mais de 30 anos de investigação dentária em técnicas de condicionamento ácido, colagem e restauração estética. O conceito de condicionamento ácido da porcelana foi citado na literatura dentária em 1975, quando ***Rochette*** descreveu a restauração inovadora de um incisivo fracturado com "um bloco de porcelana silantada condicionada".[55]

Essencial para a fixação de facetas de porcelana é a capacidade da porcelana de ser condicionada e ligada à resina composta e de apresentar uma elevada resistência à tração, tal como referido por ***Simonsen*** e ***Calamia.*** A investigação continuada de ***Calamia*** e ***Simonsen*** também demonstrou que o tratamento da faceta de porcelana gravada com um agente de acoplamento de silano produziu uma ligação química que melhorou a ligação mecânica porcelana/resina composta.[9]

Embora relativamente sensíveis à técnica, a textura da superfície, a cor, a fluorescência e a estética geral das facetas laminadas de porcelana têm sido consideradas excepcionais. Para além disso, a capacidade de ajustar a cor final durante a colocação permite a máxima flexibilidade no ajuste da cor final.

Um grande avanço recente que facilitou a retenção previsível da porcelana na superfície do dente acrescentou uma nova dimensão à medicina dentária estética. As facetas de porcelana podem ser consideradas como o "estado da arte" em medicina dentária estética porque oferecem inúmeras vantagens em relação a qualquer forma anterior de sistema de facetas.

Horn R. Harold[10] afirmou que o sistema de facetas de porcelana é uma nova modalidade de reparação oral e que é importante compreender a arte e a ciência inerentes à sua realização, uma vez que trará recompensas na saúde dentária conservadora.

Garber A. David[20] afirmou que, no futuro, as restaurações de porcelana gravada substituirão as restaurações de compósito de colagem direta na maioria das situações clínicas.

VANTAGENS DAS FACETAS LAMINADAS DE PORCELANA

Cor: Esta é uma vantagem dupla, na medida em que a porcelana oferece um melhor controlo da cor inerente e um aspeto natural, bem como a estabilidade contínua destas cores.

Força de ligação: A ligação da faceta de porcelana gravada à superfície do esmalte é consideravelmente mais forte do que qualquer outro sistema de facetas.

Saúde periodontal: A superfície de porcelana proporciona uma menor área de depósito para a acumulação de placa bacteriana em comparação com qualquer outro sistema de facetas, e parece que alguns tipos de facetas de porcelana determinam efetivamente a acumulação de placa bacteriana.

Resistência à abrasão: A faceta em si é bastante frágil, mas uma vez cimentada no esmalte, a restauração desenvolve uma elevada resistência à tração e ao corte. Isto é clinicamente evidente pelo facto de as facetas não poderem ser "arrancadas" dos dentes, mas terem de ser lixadas com diamantes rotativos até à superfície original do dente. A resistência coesiva da porcelana é consideravelmente maior do que a ligação entre as partículas de resina e o material de enchimento numa resina composta. Por conseguinte, a porcelana pode ser utilizada para aumentar o comprimento de qualquer dente, estendendo-o para além do bordo incisal, tanto porque a força de ligação ao esmalte é muito maior como porque a força real da porcelana (ou seja, forças adesivas e coesivas) é maior.

Resistência à absorção de fluidos: A porcelana absorve os fluidos num grau inferior ao de qualquer outro material de revestimento.

Estética: A estética é consideravelmente melhor do que qualquer outro material de revestimento devido à capacidade de controlar a cor e a textura da superfície com a cerâmica. A porcelana pode ser corada tanto interna como superficialmente e tem uma fluorescência natural, conferindo-lhe uma certa vitalidade. A textura é facilmente desenvolvida na superfície da faceta para simular a dos dentes adjacentes e pode ser mantida indefinidamente.

DESVANTAGENS DAS FACETAS LAMINADAS DE PORCELANA

Tempo: A colocação de facetas é sensível à técnica e, por conseguinte, consome tempo.

Reparação: As facetas não podem ser facilmente reparadas uma vez que estão coladas ao esmalte.

Sensível à técnica: O processo de fabrico de facetas é indireto, exigindo duas visitas ao paciente, moldagem e procedimentos laboratoriais.

Cor: É difícil modificar a cor depois de as facetas estarem cimentadas na superfície do esmalte.

Preparação dos dentes: Pode ser necessária alguma preparação dentária para evitar potenciais problemas associados ao contorno excessivo.

Fragilidade: As facetas são extremamente frágeis e difíceis de manipular.

Custo: Os honorários dentários de um laminado de porcelana podem geralmente variar entre três quartos dos honorários ou mesmo mais do que os honorários normais de uma coroa total anterior. Isto deve depender da dificuldade do problema do paciente, do tempo, do nível de competência, dos requisitos artísticos, do planeamento e dos custos laboratoriais envolvidos e, finalmente, de qualquer "garantia" que decida oferecer ao paciente relativamente à duração do serviço e às condições em que concorda em substituir ou reparar o laminado sem custos adicionais.

Gilmour A.S.M. e Stone D.C. afirmaram que é necessário um planeamento cuidadoso do tratamento e da seleção dos pacientes para evitar problemas e garantir que se obtém o melhor resultado com as facetas de porcelana.

A porcelana dentária tornou-se o material mais utilizado para a construção de facetas, coroas e pontes em medicina dentária devido às suas excelentes propriedades estéticas e à sua capacidade de reproduzir fielmente o aspeto da estrutura dentária natural. A estrutura cristalina da porcelana confere-lhe propriedades de refração ótica semelhantes às do esmalte translúcido. As superfícies de porcelana vidrada são duráveis, pois têm uma textura suave e são bastante resistentes ao desgaste e à descoloração

Embora a porcelana dentária processada tenha uma elevada resistência à compressão, é completamente não dúctil e, por conseguinte, frágil. Além disso, devido às irregularidades da superfície inerentes ao processo de fabrico, as restaurações de porcelana dentária têm uma baixa resistência à tração. Estas irregularidades superficiais, apesar de microscópicas em tamanho, podem causar uma concentração significativa de tensões. Na porcelana não dúctil, as tensões não podem ser aliviadas por deformação plástica (como é possível nos metais) e mesmo pequenos defeitos sob tensões de tração podem evoluir para fendas maiores através de um mecanismo de propagação de fendas. Em última análise, o processo pode causar uma concentração adicional de tensões e uma falha sob a forma de uma fratura frágil.

MÉTODOS DE REFORÇO DA PORCELANA

Devido à fragilidade inerente à porcelana dentária, foram desenvolvidos diferentes métodos de reforço. A restauração de porcelana fundida com metal é provavelmente o exemplo mais conhecido de um sistema de reforço de porcelana e permite que a porcelana seja efetivamente utilizada em restaurações dentárias. A estrutura metálica proporciona, para além de um ajuste preciso, um mecanismo para evitar a falha da porcelana sob tensões de tração. Outros métodos de reforço da porcelana comummente utilizados são as subestruturas de folhas metálicas, o núcleo de porcelana aluminosa e o espinélio de magnésia-alumina, introduzido mais recentemente. A resistência da porcelana é também conseguida através do seguinte método:

PORCELANA GRAVADA

Esta nova modalidade de tratamento utiliza a gravação fina da superfície interna da porcelana, tanto para retenção como para reforço da porcelana. A resina de ligação utilizada para "cimentar" as restaurações de porcelana no local flui para os micro defeitos do esmalte gravado no lado do dente e da porcelana gravada no lado da restauração, unindo os dois. A resina polimerizada proporciona uma retenção considerável e, simultaneamente, protege a porcelana de fissuras e fracturas sob tensões de tração. Com a colagem em resina da porcelana condicionada ao dente, parte do sucesso clínico pode ser explicado pela contração da polimerização da resina (uma propriedade inerente à maioria dos polímeros) que tensiona a porcelana fina numa direção que reduz a possibilidade de formação e propagação de fissuras.

As qualidades de retenção da superfície da porcelana podem muito bem depender da natureza do padrão microscópico produzido durante o processo de gravação. A porcelana processada numa folha de platina apresenta uma superfície relativamente lisa mesmo sob grande ampliação. A gravação da superfície da porcelana com ácido fluorídrico (ou um derivado) produz a rugosidade microscópica da superfície que proporciona retenção quando combinada com uma resina fluida capaz de polimerizar. Os primeiros métodos de condicionamento da porcelana consistiam num condicionamento de 15 minutos com ácido fluorídrico a 10% ou num condicionamento de 20 minutos com uma preparação comercial constituída principalmente por ácido fluorídrico diluído. Os valores iniciais de resistência de ligação com base nestes métodos de condicionamento ácido foram registados como sendo de cerca de 1.100 psi.

Os efeitos da solução e do tempo no condicionamento ácido: Este padrão retentivo foi testado quanto à resistência de união resina-porcelana por ***Hsu et al.*** numa experiência com quatro grupos. Uma resina composta foi ligada a todas as amostras de porcelana nesta experiência, enchendo pequenas cápsulas cilíndricas de celuloide com uma resina composta líquida em pó e posicionando estas cápsulas sobre as superfícies planas de porcelana. As amostras de resina composta foram activadas por luz e, após um período de envelhecimento de sete dias em água, foram testadas quanto à resistência ao cisalhamento numa máquina de ensaios.

Uma comparação entre os quatro grupos revelou o efeito do agente de ligação de silano versus o da porcelana condicionada. Esta experiência mostra claramente que o condicionamento da porcelana é o fator predominante na produção da retenção. Mas a combinação do condicionamento da porcelana com um promotor de ligação de silano parece ter um efeito cumulativo que maximiza significativamente a resistência da ligação. O valor de 3.500 psi para o grupo que combina o condicionamento da porcelana e o pré-tratamento com silano é muito melhor do que as resistências de união obtidas nas primeiras experiências. Esta ligação também ultrapassa a resistência de ligação da resina ao esmalte.

Nos grupos de porcelana não condicionada, existia um espaço entre a porcelana e a resina que era muito provavelmente produzido pela contração da polimerização da resina. O tratamento com silano causou um estreitamento do espaço, aparentemente como resultado de uma melhor atração química.

Nos grupos de porcelana condicionada e tratada com silano, não foi encontrada nenhuma lacuna, e a resina parecia ter preenchido todos os defeitos da porcelana. Aparentemente, a superfície rugosa condicionada tratada com silano produziu uma atração superficial, fazendo com que a resina a molhasse bem. A boa adaptação da resina à porcelana condicionada parece ter produzido as maiores resistências de ligação.

Tanto o silano como a superfície de porcelana gravada contribuem para a retenção da resina. ***Newbury*** e ***Pameijer***[57] utilizaram silano na colagem de porcelana ao dente com resina composta. O estudo de ***Hsu et al*** estabeleceu que o condicionamento da porcelana é o elemento fundamental para obter uma boa retenção com a resina. Assim, o tratamento combinado de condicionamento ácido e silano produziu as maiores forças de ligação.

Polimerização: A polimerização completa da resina composta é outro requisito essencial para obter uma boa ligação entre o dente e a porcelana. A polimerização das resinas compostas activadas por luz depende da transmissão da luz e da sua penetração na resina composta através da porcelana. Vários factores podem afetar esta transmissão de luz, mas os mais importantes são a espessura da porcelana e a sua opacidade, bem como a opacidade da resina composta utilizada. Os sistemas com um sistema de iniciação de polimerização dupla (fotopolimerização e polimerização química) proporcionam uma força de ligação significativamente melhor com porcelana espessa do que os sistemas que polimerizam apenas por luz. A polimerização por luz visível apresenta uma redução substancial da eficácia quando a luz tem de atravessar mais de 3 mm de porcelana.

A questão da polimerização da resina é extremamente importante porque a retenção e o suporte mecânico da restauração de porcelana frágil reduzem significativamente a resistência da ligação e podem contribuir para a separação e fracasso clínicos precoces. O fenómeno da polimerização incompleta é mais provável de ocorrer em restaurações de porcelana espessas e gravadas, tais como inlays ou onlays, em que a espessura da porcelana pode aproximar-se dos 4 a 8 mm em algumas áreas. Nas facetas de porcelana anteriores finas, é menos provável que isto ocorra porque a luz pode penetrar facilmente através de 0,5 a 1 mm de porcelana. No entanto, nas regiões interproximais, onde os raios de luz podem entrar em ângulo com a superfície da porcelana, o grau de penetração e o grau de polimerização podem ser reduzidos. Tanto nas restaurações de porcelana fina como nas de porcelana espessa, a retenção imediata não será afetada porque existem provavelmente algumas secções finas que permitirão a fixação total da resina nessas secções. Assim, a restauração parecerá segura no local, mas poderá conter muita resina não reagida que poderá eventualmente sair e causar cáries marginais.

Longevidade das restaurações de porcelana:

As restaurações de porcelana gravada não estão sujeitas a desgaste, rugosidade ou descoloração da superfície, como pode acontecer com algumas resinas compostas diretas. Uma ligação fraca entre a resina e a porcelana (ou a deterioração da ligação com o tempo) causará o fracasso precoce da restauração, sujeitando-a à possibilidade de deformação e fratura.

Por conseguinte, na utilização clínica, a obtenção de uma força de ligação óptima entre a porcelana e a resina é da maior importância para a durabilidade.

Hui K.K.K., B. Williams, E.H. Davis[24] afirmaram que o tipo de preparação em janela era o mais forte quando comparado com o design sobreposto ou emplumado.

Highton Ren et al[13] afirmaram que a preparação gengival dos dentes é essencial para controlar a distribuição do stress e proporcionar o melhor potencial para a saúde periodontal.

Magne Pascal et al[38] salientaram a importância da redução controlada e uniforme dos dentes.

MATERIAL:

Pippin David, James M. Moxon e Anton P., Soldon-Els[42] afirmaram que as facetas de porcelana pareciam ser uma restauração durável e clinicamente aceitável para os dentes anteriores superiores.

Hager Berti et al[43] verificaram que a utilização de laminados de porcelana totalmente cerâmicos em pacientes com dentes descoloridos proporciona uma excelente estética.

PREPARAÇÃO DOS DENTES PARA FACETAS LAMINADAS DE PORCELANA

Existem diferentes opiniões relativamente ao tipo de preparação dos dentes para as facetas laminadas de porcelana. Alguns clínicos acreditam que é necessária pouca ou nenhuma redução dentária, enquanto outros defendem uma preparação completa, com chanfros profundos na face vestibular dos dentes e na maior parte ou na totalidade das áreas de contacto interproximal.

Ainda não existem dados científicos disponíveis para apoiar qualquer uma das escolas de pensamento, podendo ambos os conceitos estar corretos ou incorrectos. Em cada caso específico, a forma de abordar a preparação deve ser decidida numa base individual.

A decisão de reduzir ou não o esmalte deve depender dos seguintes factores biológicos e técnicos:

Estética: Se não houver preparação dos dentes, a colocação de laminados pode resultar em dentes um pouco maiores e mais posicionados labialmente. Em dentes com inclinação lingual, isto pode ser uma vantagem porque o resultado final corrigirá a posição relativa dos dentes e será esteticamente mais agradável.

Posição relativa do dente: Se um ou mais dentes estiverem desalinhados em relação aos outros, isso influenciará o grau de preparação necessário.

Mascaramento da coloração de tetraciclina: Este problema complexo requer modificações de preparação muito específicas

Colocação marginal: Deve ser considerado em relação à margem gengival.

Idade: É necessário ter em conta a idade do paciente e a proximidade da polpa à superfície.

Psicologia: As atitudes do paciente em relação à estética em geral, e à redução dentária em particular, devem ser determinadas antes da apresentação do caso, uma vez que isso pode modificar o resultado estético esperado.

O potencial para alterações periodontais: Deve ser analisado o historial periodontal individual do doente e a suscetibilidade dos tecidos à placa bacteriana.

Remoção da placa bacteriana: O paciente deve ser avaliado quanto à capacidade de remover a placa bacteriana numa interface porcelana/dente.

Para que estas restaurações sejam estéticas e biologicamente compatíveis, muitas vezes é necessário um ajuste da superfície do dente. Esta redução do esmalte pode então ser substituída por uma espessura semelhante de porcelana, tornando assim o resultado final do mesmo tamanho ou, na pior das hipóteses, apenas nominalmente maior do que o original.

Esta quantidade de redução de esmalte é necessária, com base nas necessidades do técnico, mas deve situar-se na área de 0,3 a 0,6 mm ou cerca de metade da espessura do esmalte disponível.[58]

A redução do esmalte pode ser conseguida através dos seguintes passos: [59]

- Colocação de cortes de profundidade
- Preparação gengivalproximal
- Preparação facial
- Preparação incisal
- Redução lingual

PROCEDIMENTO DE REDUÇÃO DO ESMALTE

O sistema de facetas laminadas inclui (Fig. 8.2.1) 4 brocas para a preparação dos dentes e 4 para o acabamento das facetas laminadas

Colocação de cortes de profundidade:

Antes de proceder à colocação dos cortes de profundidade, pintar o dente ajudará a orientar a colocação dos cortes de profundidade. (Fig. 8.2.2)

O diamante de corte em profundidade está disponível em dois tamanhos (Sistema de facetas laminadas n.º 1 e Sistema de facetas laminadas n.º 2), um dos quais seria apropriado para o dente a ser preparado. O disco de corte de profundidade de 0,3 mm é utilizado primeiro para efetuar um corte de profundidade horizontal uniforme desde o ângulo da linha mesioproximal até ao ângulo da linha distoproximal. O corte horizontal deve ser colocado no terço cervical do dente e, de preferência, a pelo menos 3 mm da junção cemento-esmalte.

O disco de corte de 0,3 mm de profundidade é agora substituído pelo disco de corte de 0,5 mm de profundidade. O disco de corte de 0,5 mm de profundidade é utilizado para efetuar dois cortes de profundidade adicionais, um na região média da face e o outro no terço incisal da superfície facial, a cerca de 3 mm do bordo incisal. (Fig. 8.2.3) [59]

Preparação gengivoproximal: (Fig. 8.2.4)

Para estabelecer a margem da faceta, utilizando uma broca diamantada longa, cónica, de grão médio ou fino, prepare um chanfro definido uniformemente a 0,5 mm supragengival da margem gengival. De seguida, prepare a margem do chanfro até à ponta da papila mesial.

Continue a linha de acabamento da chanfradura definitiva desde a papila distal até ao início da zona de contacto, o suficiente para esconder a margem da faceta quando vista do lado do dente.

Sem romper o contacto com o dente, levar a chanfradura definitiva incisalmente para a incisura incisal, cortando apenas labialmente (0,2 mm) toda a zona de contacto. A mesma chanfradura definitiva é colocada desde a papila mesial até ao bordo incisal.

O objetivo de estabelecer toda a margem de chanfradura definitiva gengivoproximal antes de iniciar a remoção do corte de profundidade facial é evitar a preparação excessiva.

A broca diamantada no. 850-014 do Nixon Porcelain Veneer Kit II (Brasseler) é recomendada para a preparação gengivo-proximal para a maioria dos dentes. A broca diamantada no. 850-016 do Nixon Porcelain Veneer Kit II (Brasseler) é usada ocasionalmente para dentes maiores na preparação proximal.[59]

Configuração da linha de chegada:

Uma linha de chegada em forma de pena ou de faca é a preparação mais conservadora, mas é extremamente complexa devido a:

1. 1. A dificuldade em fabricar porcelana com o grau de espessura necessário e com exatidão e, invariavelmente, há uma má adaptação ou selagem marginal.
2. O invariável aumento da espessura subgengival e o consequente potencial para problemas gengivais.
3. Problemas laboratoriais na delimitação do fim exato da linha de preparação.

Parece que a forma mais desejada de linha de acabamento é um chanfro modificado criado pelo diamante de dois grãos LVS ou um de forma semelhante. Esta preparação de chanfro modificado é de profundidade nominal (+0,25 mm) perto da junção cemento-esmalte.

A preparação de um chanfro nesta área cervical ajuda a selar a restauração, removendo o esmalte superficial resistente aos ácidos e expondo o esmalte subsuperficial, que é mais facilmente gravado. O chanfro modificado, desenvolvido pelo diamante de dois grãos, parece ser a preparação de eleição.

Vantagens da linha de acabamento com chanfro modificado:

1. Um maior volume de porcelana na margem aumenta a resistência sem contorno excessivo.
2. Preparação correta do esmalte, expondo as hastes de esmalte corretamente alinhadas para aumentar a força de adesão na margem cervical.
3. Uma linha de acabamento bem definida sem um potencial demasiado grande de retração da sinterização da porcelana, aumenta a precisão do ajuste
4. Um batente definitivo para ajudar a assentar o laminado na posição correta no dente.
5. Uma restauração de ajuste exato com uma boa vedação marginal devido à utilização do diamante de grão fino na ponta da broca de dois grãos.

Preparação do rosto: (Fig. 8.2.5)

O preparo facial deve abranger a quantidade de redução necessária para facilitar a colocação de uma restauração estética. Idealmente, o ideal seria substituir a mesma quantidade de esmalte que é removida pelo preparo. No entanto, em determinadas situações, tais como dentes rodados ou dentes em versão vestibular, pode ser vantajoso alinhar primeiro os dentes afectados com o resto da arcada, reduzindo o seu contorno vestibular.

A preparação deve permanecer dentro do esmalte sempre que possível e, certamente, em todas as áreas marginais periféricas para assegurar uma selagem adequada ao esmalte.

Pode haver situações em que, em pequenas áreas, para facilitar o alinhamento estético, alguma quantidade de dentina será exposta pela preparação do dente. Isto não é assim tão crítico se for limitado a apenas pequenas áreas e as margens permanecerem em esmalte. No entanto, a ligação à dentina proporciona apenas uma fração da força de ligação possível com a ligação ao esmalte e um selamento menos eficaz. Por conseguinte, uma boa regra geral deve ser assegurar que mais de 50% da preparação é em esmalte.

Um problema com a exposição de dentina fresca é o potencial da solução de condicionamento ácido e do próprio material de ligação para causar hiperemia pulpar ou mesmo necrose.

A redução facial deve englobar dois aspectos:

1. A maior parte da redução deve ser feita com um diamante grosso, a fim de facilitar uma maior retenção e uma melhor refração da luz que é transmitida de volta através do laminado e

2. Na zona marginal, é desejável utilizar um diamante de grão fino que crie uma linha de acabamento definitiva e suave para melhorar a vedação na periferia.

O exclusivo laminate Veneer System de dois grãos de diamante (Brasseler) foi especificamente concebido para fazer isto simultaneamente com apenas uma broca. Remove rapidamente o esmalte coronário com um grão grosso enquanto cria a forma desejada de linha de acabamento com um grão de diamante fino. O instrumento tem 1,3 mm de diamante de grão fino na ponta e uma mistura híbrida de diamante de corte rápido acima

Remover 0,3 mm (0,5 mm para alteração de cor profunda) do esmalte no terço cervical, misturando esta redução do esmalte com o chanfro gengival. É efectuada uma redução de 0,5 mm (0,7 mm para uma alteração de cor profunda) para o restante terço médio e incisal da superfície facial. Mova o diamante ao longo da superfície facial de uma direção mesial para distal, seguindo a curvatura da gengiva desde o topo das papilas interproximais mesiais até à extensão mais apical da margem gengival livre e de volta até à ponta das papilas interproximais distais. Na maioria dos casos, a linha de chegada deve estar exatamente na margem gengival.

Dependendo do caminho de inserção, pode ser necessário remover alguma estrutura dentária extra para facilitar um caminho de inserção a partir do bordo incisal em direção à margem cervical. Se, no entanto, a faceta não cobrir o bordo incisal, pode ser colocada a partir da direção vestibular, e a remoção de todas as convexidades não será tão crítica.[59]

Exposição da dentina:

A dentina pode ser exposta durante a preparação do dente, quando se trata de um dente colocado labialmente que precisa de ser trazido de volta a um alinhamento harmonioso com o resto da arcada. Um dente rodado coloca problemas semelhantes, tal como a situação clínica em que houve recessão gengival quando a preparação se estende apicalmente para além da junção cemento-esmalte sobre o cemento ou dentina expostos.

Cherukara P. George, M Clin Dent, Graham R. Davis et al)[47] efectuou um estudo piloto para avaliar a eficácia de 3 técnicas clínicas, nomeadamente, covinha, sulco de profundidade e mão livre, na produção de uma preparação intra-esmalte. A relação entre o excesso de preparação para além da profundidade de preparação comummente aceite de 0,5 mm e a exposição da dentina também foi examinada. Dentro das limitações do estudo, as 3 técnicas diferentes testadas não diferiram significativamente na conservação do esmalte. A exposição da dentina ocorreu mesmo com a utilização de técnicas limitadoras de profundidade após a preparação dos dentes para facetas de porcelana, especialmente no terço cervical. A profundidade de preparação na gama de 0,4 a 0,6 mm foi largamente vista como sendo intra-esmalte, exceto na região cervical.

Se a área dentinária exposta estiver rodeada de esmalte para proporcionar um selamento marginal periférico, pode ser tratada com um agente de ligação à dentina. Este pode ser um agente de ligação dentinária convencional ou um dos sistemas mais recentes, como os oxalatos de alumínio ou os glutaraldeídos.

Se a exposição da dentina ocorrer na periferia, como por exemplo na região cervical, é aconselhável preparar um pouco mais profundamente nesta área para que possa ser utilizada uma camada de ionómero de vidro como base. Esta base de ionómero de vidro irá aderir à dentina e selá-la.

Toda a dentina deve ser protegida dos efeitos dos agentes de condicionamento do esmalte (ácido ortofosfórico 30% a 38%). Durante os procedimentos de condicionamento do esmalte, utilize uma forma de gel do ácido e confine-o apenas ao esmalte. Em caso de dúvida, cubra a dentina com uma película de agente de ligação à dentina para a selar antes do condicionamento ácido.[58]

Redução Incisal: (Fig. 8.2.6)

O fabrico de uma faceta de porcelana com lapidação do bordo incisal torna a colocação da restauração muito mais fácil, em virtude de ter uma paragem definitiva durante o assentamento. O bordo incisal dá ao clínico uma relação específica a partir da qual pode avaliar se a restauração está corretamente posicionada.

A preparação deve ser um achatamento definitivo do bordo incisal para criar uma maior largura de esmalte e uma potencial superfície de ligação para o laminado. No entanto, os ângulos de linha acentuados criados nas superfícies vestibular e lingual devem ser arredondados, o que irá novamente aumentar a área de superfície do esmalte e evitar a propagação de microfissuras na porcelana. (Fig. 8.2.7)

A redução deve ser de pelo menos 1mm se for desejado restaurar o comprimento original. Se a borda incisal não for incluída, ainda é útil aumentar a quantidade de redução horizontal do dente na periferia do preparo, nas áreas interproximais e na borda incisal.

De um modo geral, nunca terminar o bordo incisal onde os movimentos excursivos da mandíbula causarão tensões de cisalhamento na junção do laminado de porcelana e do dente. Isto potencia a fratura da porcelana, a descolagem e a exposição contínua da resina composta nesta área crucial.

É essencial permitir um volume de porcelana suficiente na conceção do preparo para resistir à falha funcional devido à propagação de fissuras na porcelana. Esta varia entre 0,75 e 1,5 mm, dependendo da severidade da carga oculta, sendo 1,0 mm a espessura incisal média de porcelana geralmente aceite.[59]

Obtém-se uma forma de resistência adequada reduzindo a mesa incisal 30-40 graus da perpendicular em direção à lingual.

A conceção da preparação incisal é algo controversa. ***Gilmour e Stone***[6f0] classificaram a preparação deste sítio em quatro tipos. São eles:

1. Preparação de janela ou intra-esmalte labialmente com esmalte incisal intacto (resulta numa aparência inferior).
2. Preparação incisal emplumada labialmente (a porcelana é propensa a fracturas)
3. Preparação do bordo incisal de 0,5 a 1,0 mm de redução do dente incisalmente (se não for necessário alongamento dentário) para formar uma junta de topo lingual, e
4. Preparação da borda incisal como em 3, mas sobreposta à superfície lingual usando uma preparação de chanfro pesado a mais versátil.

A redução gengivoproximal e facial completa da metade distal do dente é ilustrada em A preparação completa do dente para a faceta laminada de porcelana é mostrada em .

Redução Lingual: (Fig. 8.2.9)

Qualquer redução do bordo incisal pode necessitar de alguma modificação do esmalte lingual, de modo a que não exista uma junta de topo nesta junção incisal/lingual, mas sim um chanfro arredondado.[58] Esta modificação ajudará a evitar que a porcelana se separe do bordo incisal durante a função. Também assegura: 1. Aumento da espessura da porcelana nesta área lingual crítica

2. As ligações do esmalte são perpendiculares às do bordo incisal, e
3. Aumento da resistência.

TOOTH PREPARATION FOR PORCELAIN LAMINATE VENEERS

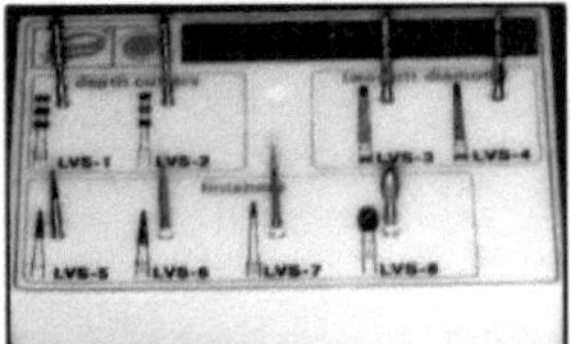

Fig 8.2.1 The Laminate veneer system including four burs to prepare the tooth and four to finish the laminate

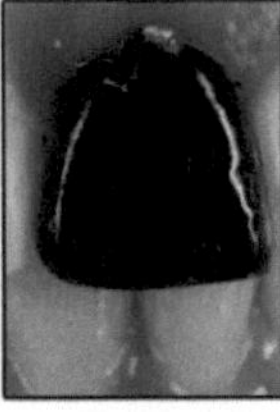

Fig 8.2.2 The discolored incisors painted to help guide the depth cuts

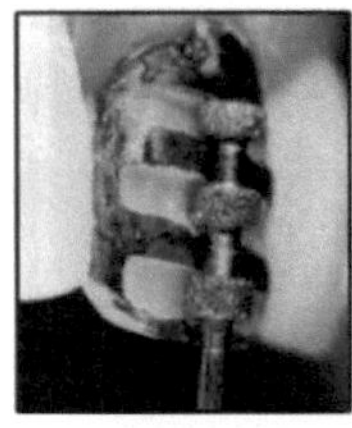

Fig 8.2.3 Depth cut placement

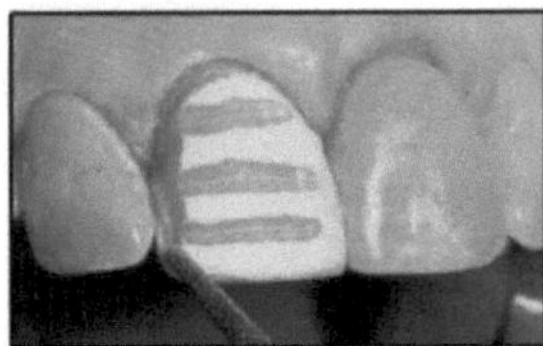

Fig 8.2.4 Gingivoproximal chamfer finish line on the distal one half of the tooth

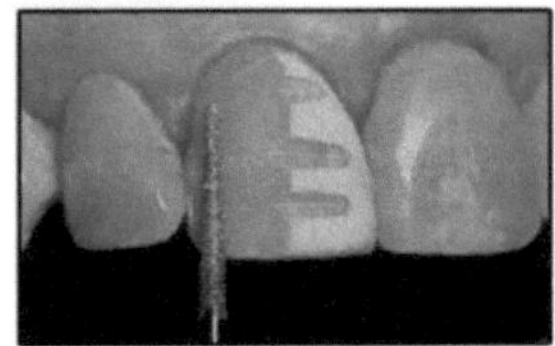

Fig 8.2.5 Facial reduction

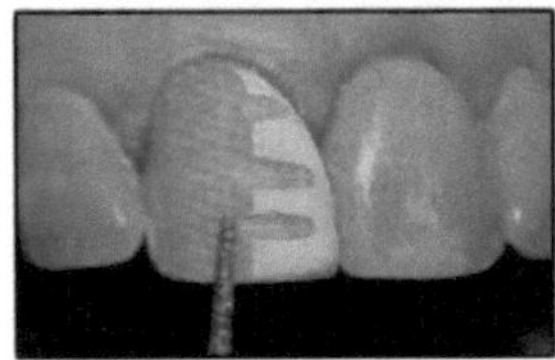

Fig 8.2.6 Incisal reduction

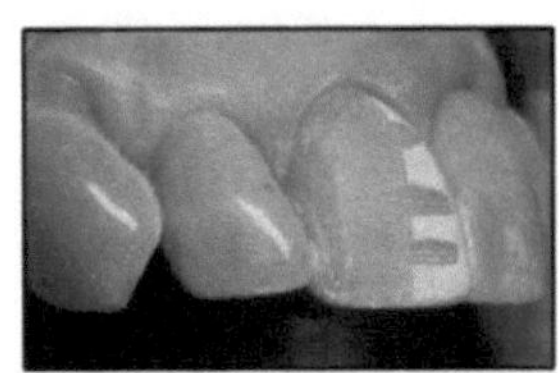

Fig 8.2.7 Side view of the completed Gingivoproximal and facial reduction of the distal one half of the tooth

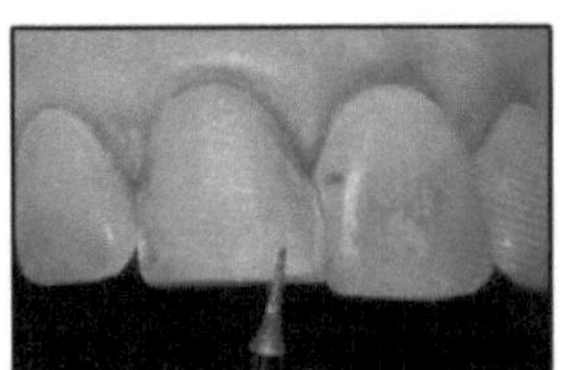

Fig 8.2.8 Rouding off the facioincisal angle to avoid stress concentration

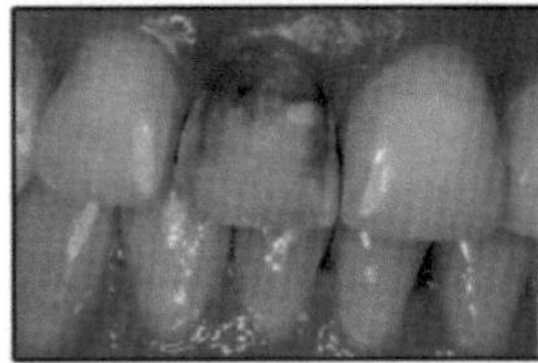

Fig 8.2.9 Complete tooth preparation for porcelain laminate veneer

SELECÇÃO DE TONALIDADES

A cor dos dentes preparados é melhor comunicada selecionando um separador da escala de cores que mais se aproxima de cada grupo de dentes. Em caso de dúvida, selecionar um tom mais escuro dos dois separadores da escala de cores entre os quais se encontra a cor do dente preparado. Se os dentes preparados não se enquadrarem nos intervalos da escala de cores ou tiverem variações de cor invulgares (dentes manchados com tetraciclina), é melhor tirar um diapositivo de 35 mm ou uma fotografia Polaroid de alta qualidade dos dentes, com a escala de cores mais próxima adjacente a esses dentes.

A fonte de luz é um dos principais problemas potenciais para uma correspondência de cores incorrecta. A sombra deve ser tirada numa sala sem revestimentos de parede e decorações muito saturadas de cor. Se o doente estiver a usar uma cor brilhante, esta deve ser compensada com a utilização de um avental de cor relativamente neutra. A melhor escolha seria um avental azul claro.

Durante a combinação de cores, é melhor utilizar várias fontes de luz para minimizar as hipóteses de pares metaméricos. Pelo menos uma dessas fontes deve ser uma iluminação de espetro total "equilibrada", como a unidade Esthelite Shade Matching (Efos, Inc. Mississsauga, Ontário)[59] (Fig. 8.2.10)

GESTÃO DE TECIDOS E TÉCNICAS DE MOLDAGEM

Gestão de tecidos:

Deslocar o tecido de modo a que a linha de acabamento final possa ser vista no sulco. O deslocamento do tecido é facilmente efectuado com um fio de algodão fino impregnado com um agente adstringente, como o sulfato de alumínio. Este procedimento deslocará o tecido lateralmente e fornecerá acesso ao sulco, permitindo assim que o operador visualize o refinamento da linha de acabamento final dentro do sulco, como mostrado na Fig. 8.2.11. O cordão tem de permanecer no local durante cerca de cinco minutos antes de ser removido húmido para evitar rasgar o epitélio juncional friável e precipitar a hemorragia.[50]

A colocação do cordão de retração ajuda a:

1. Localizar a junção cemento-esmalte no momento da preparação do dente
2. Avaliar o perfil de emergência do dente
3. Visualize a espessura do esmalte na superfície cervical do dente.
4. Protege os tecidos gengivais durante os procedimentos de instrumentação rotativa e facilita a realização da impressão.

Quando a faceta laminada de porcelana está a ser cimentada, a colocação do cordão de retração evita a contaminação da margem cervical com fluido sulcular e facilita o acabamento da margem cervical, actuando como uma barragem para limitar o fluxo do compósito de cimentação.[60]

Criar impressões:

O fabrico de facetas laminadas de porcelana necessita de alguma forma de um molde mestre. Este molde deve ser uma reprodução exacta do que existe na boca, e o material de impressão deve ser selecionado de entre os que são utilizados para qualquer técnica de coroa e ponte. Os materiais normalmente utilizados incluem elastómeros de polissulfureto, poliéter e vinil polissiloxano, e materiais de moldagem hidrocolóides. O pormenor obtido por uma impressão de alginato não é provavelmente de qualidade suficiente para assegurar um ajuste preciso do laminado.

O material de moldagem utilizado deve ser de duas viscosidades: corpo leve e corpo pesado. O material da moldeira deve ser do tipo pesado. O material de corpo leve deve ser seringado no sulco ou, no caso do hidrocolóide, simplesmente colocado sobre a preparação. Isto facilitará que o corpo pesado mova o corpo leve para o sulco e para os bordos, para apanhar a periferia da preparação. O material de impressão deve ter uma elevada resistência à tração, bem como precisão. Insira a moldeira a partir de uma direção vestibular oblíqua para se certificar de que todas as relações labiais e gengivais estão devidamente registadas.

Existem duas técnicas ligeiramente diferentes para efetuar impressões para facetas. Uma é o método comum; é utilizado o sistema de moldeira completa padrão. A massa é colocada na moldeira, como mostra a Fig. 8.2.12, e a ponta do corpo de luz misturado é injectada diretamente nos dentes, ao longo da margem cervical e interproximalmente, como mostra a Fig. 8.2.13. A moldeira cheia de massa é comprimida sobre a arcada, como mostra a Fig. 8.2.14

O material de registo da mordida deve ser do tipo massa de vidraceiro ou silicone. Podem ser utilizadas bolachas de cera, mas estas não têm uma rigidez fiável como as duas primeiras substâncias.

A segunda técnica de moldagem é mais fácil; utiliza a moldeira Tripla Anterior. Este é um procedimento de um único passo que utiliza massa de vidraceiro em ambos os lados da gaze da moldeira e corpo de luz nos dentes a serem estratificados. O corpo de luz é espalhado nos dentes apropriados e pede-se ao paciente para morder a moldeira com massa Fig. 8.2.15. A impressão final, o oponente e a mordida ficam prontos em sete minutos. [50]

SHADE SELECTION

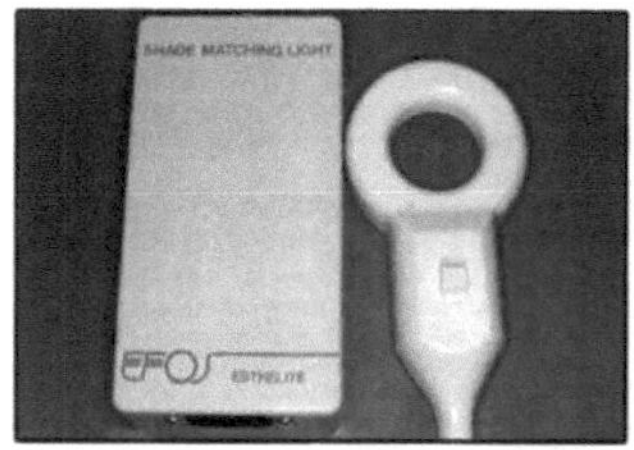

Fig 8.2.10 Esthetlite shade matching unit

TISSUE MANAGEMENT AND IMPRESSION TECHNIQUES

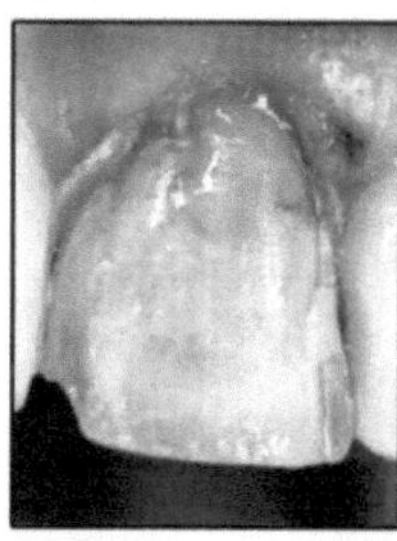

Fig 8.2.11 Tissue displacement with retraction cord for 3-5 minutes

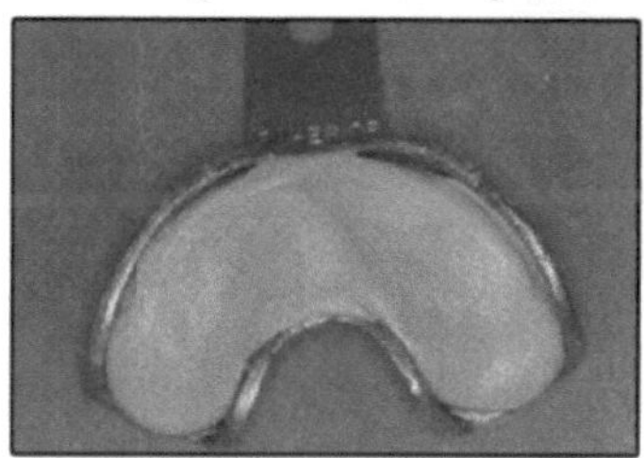

Fig 8.2.12 Putty placed the in tray

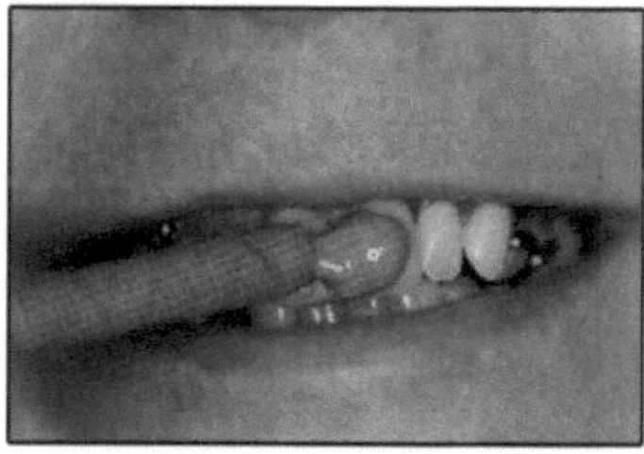

Fig 8.2.13 Injecting light body directly on to the teeth

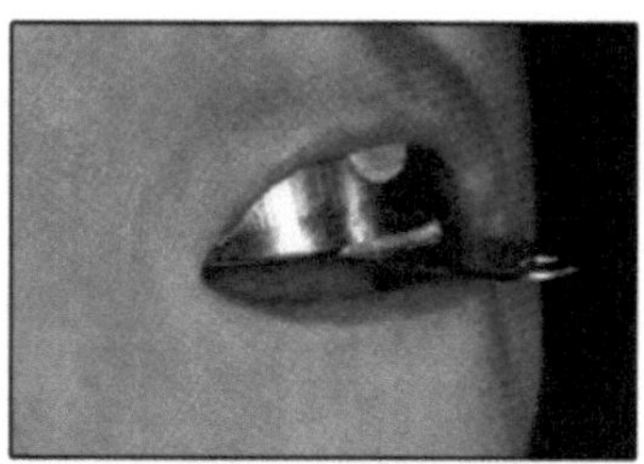

Fig 8.2.14 The putt filled tray is compressed over the arch

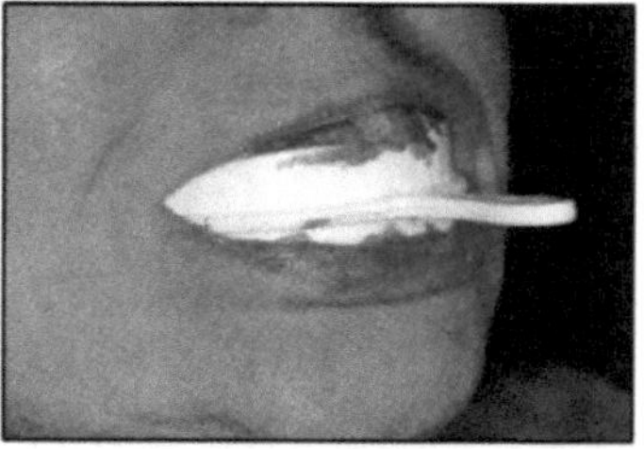

Fig 8.2.15 The Anterior triple tray in the patient's mouth

TEMPORIZAÇÃO

A temporização para laminados é normalmente desnecessária porque, na maioria das situações, apenas metade da superfície do esmalte é removida e os túbulos dentinários não são expostos; por conseguinte, deve haver pouca ou nenhuma sensibilidade e apenas um compromisso estético mínimo.

No entanto, em certas situações, a temporização pode tornar-se necessária quando os dentes tiverem sido reduzidos mais extensivamente para facilitar o alinhamento dos laminados ao longo de uma arcada pré-existente. Nestas situações, podem existir áreas de dentina exposta que requerem facetas temporárias devido à sensibilidade. Os dentes mandibulares com redução incisal também devem ser impedidos de irromper por alguma forma de faceta temporária. As situações em que os dentes reduzidos são demasiado inestéticos para que o paciente possa funcionar adequadamente também requerem uma faceta temporária. 6[2]

Existem quatro técnicas básicas para desenvolver as facetas temporárias.

1. Faceta Direta de Resina Composta: Este sistema envolve a colocação de um material restaurador de resina composta diretamente sobre a superfície não esculpida dos dentes preparados. (Fig. 8.2.16-8.2.17)

Molde a resina composta enquanto está mole com um instrumento de colocação de resina composta e, em seguida, cure-a com a respectiva luz. Pode então ser aparada com uma peça de mão de alta velocidade e brocas de acabamento de resina composta na forma correta, conforme ditado pelos dentes adjacentes e pela oclusão.

Em geral, não há necessidade de gravar o dente preparado ou de utilizar qualquer tipo de agente de ligação para manter o laminado temporário de resina composta no sítio. No entanto, em certas situações, pode ser necessário efetuar o condicionamento de uma pequena área no centro da superfície vestibular e utilizar um agente de ligação para melhorar a retenção. É essencial assegurar que a periferia da preparação não é envolvida ou comprometida pela gravação. A faceta provisória é removida, arrancando-a do dente ou lixando-a com uma peça de mão de alta velocidade e uma pedra de diamante até se obter esmalte fresco. A quantidade extra de esmalte removida é inconsequente e facilmente compensada pelo agente de cimentação de resina composta.[59]

2. Faceta Direta de Resina Composta Utilizando Matriz Vacuform: Nesta técnica, a matriz vacuform é feita sobre um molde de gesso pré-operatório da boca do paciente. Separe a matriz vacuform transparente do molde e apare-a.

Preencha a parte vestibular do vacuform com uma resina composta fotopolimerizável e manipule todo o complexo suavemente sobre os dentes preparados do paciente. A área que foi cortada da margem gengival permite a manipulação da resina macia não curada na forma correta, de modo a não colidir com os tecidos moles e as áreas interproximais. Em seguida, coloque o compósito com a unidade de fotopolimerização adequada e retire o vacuform dos dentes, deixando a resina composta no local. Apare e modele-a para atuar como faceta provisória, utilizando brocas de acabamento e discos de polimento.[59]

3. **Faceta acrílica direta:** Nesta técnica, em vez de utilizar resina composta, a resina acrílica autopolimerizável de metacrilato de metilo é misturada e introduzida nos aspetos vestibulares da vacuforma, e deixada atingir a fase "pastosa" da polimerização. Fig. 8.2.18

Uma vez na fase de massa, manipular o vacuform em posição sobre os dentes preparados, como mostra a Fig. 8.2.19, que foram lubrificados para facilitar a remoção. Remova-os dos dentes e leve-os para o laboratório onde podem ser aparados e polidos, tendo o máximo cuidado para não os fraturar. Cimentá-los no local com um sistema de cimentação de resina composta laminada (Fig. 8.2.21), tendo o cuidado de remover o excesso extrudido antes da fotopolimerização, ou deixá-los como provisórios removíveis. [59](Fig. 8.2.22)

4. **Faceta Indireta de Resina Composta / Resina Acrílica:** Estas facetas temporárias são fabricadas no laboratório num molde dos dentes preparados. Manipular suavemente a matriz e o material na posição correta sobre o molde dos dentes preparados e polimerizar. Apare a matriz e faça o polimento neste molde antes de a separar. Colocar no sítio com qualquer sistema de resina composta.

Em geral, é aconselhável selecionar uma cor ligeiramente mais clara do que a desejada pelo paciente. É possível modificar subtilmente a cor utilizando os vários sistemas de resina composta. É um pouco mais fácil escurecer uma determinada cor do que clareá-la. Por isso, em geral, selecione uma cor que seja mais alta em valor e mais baixa em croma.

TEMPORIZATION

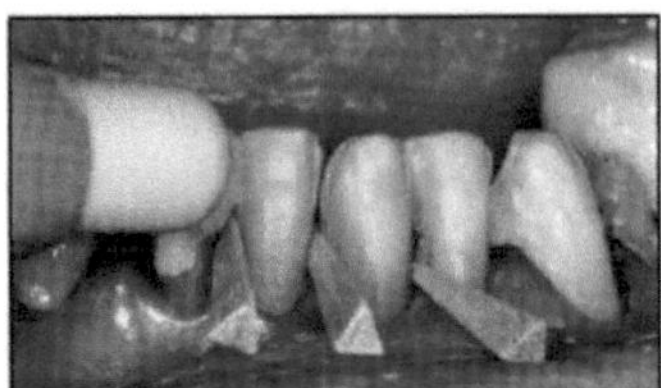

Fig 8.2.16 Tooth preparation done in the mandibular anteriors for Porcelain laminate veneer

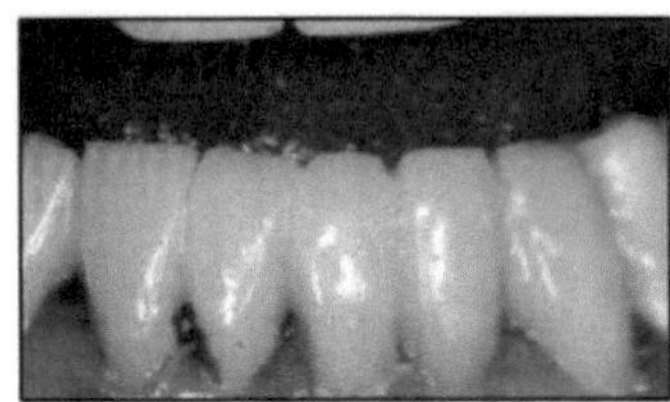

Fig 8.2.17 Direct composite resin veneer placed on the mandibular incisors

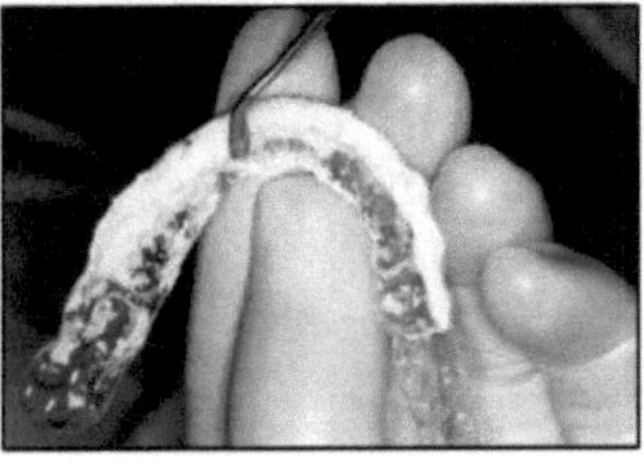

Fig 8.2.18 Vacuform matrix filled with self polymerizing resin

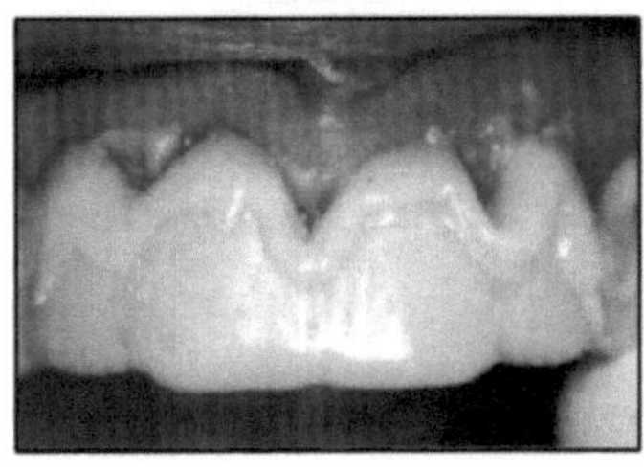

Fig 8.2.19 The vacuform positioned over the prepared teeth

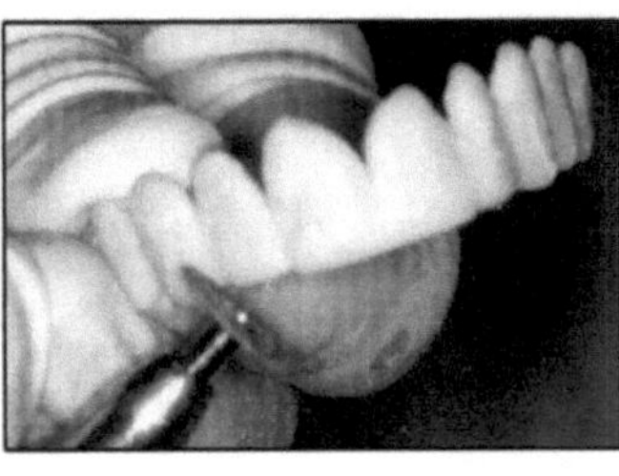

Fig 8.2.20 The temporary is trimmed with acrylic burs and an ultrathin diamond disc

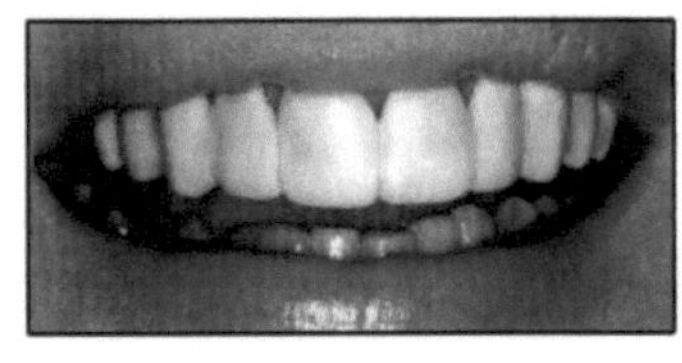

Fig 8.2.21 Temporary cemented

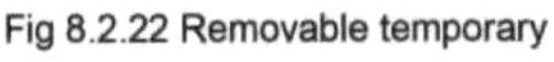

Fig 8.2.22 Removable temporary

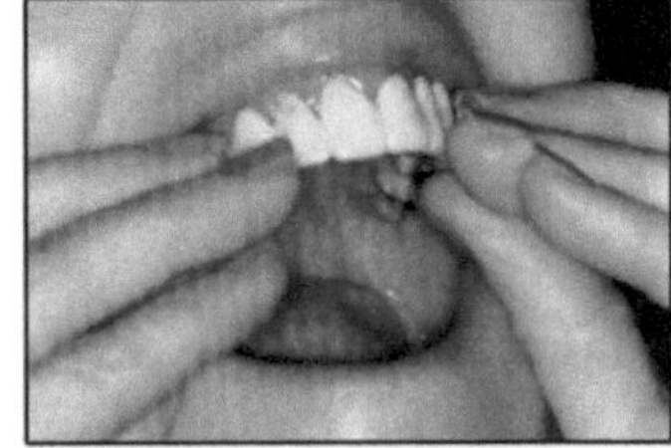

PROCEDIMENTOS LABORATORIAIS

A cor final da restauração será o resultado combinado de vários factores, tais como

1. A cor original do dente.
2. A cor selecionada para a porcelana e a quantidade de opacificador adicionada.
3. A cor e a opacidade do agente de cimentação de resina composta.
4. A utilização de modificadores de tonalidade de resina.[59]

As diversas técnicas laboratoriais para o fabrico de facetas de porcelana ganharam grande aceitação.

I. A técnica do investimento refratário.

II. A técnica da folha de platina

Ambos os métodos, se manuseados judiciosamente, produzirão facetas estéticas clinicamente aceitáveis. Os dois métodos apresentados são técnicas patenteadas.

I. A TÉCNICA DO INVESTIMENTO REFRACTÁRIO[50]

1. **Fabrico de um molde mestre:** Deve ser escolhido um gesso duro, de acordo com as normas para coroas e pontes, para vazar o modelo de gesso. Antes de verter o modelo de pedra, trate a impressão com um líquido para reduzir a tensão superficial entre a impressão e a pedra matriz. Isto irá diminuir a ocorrência de bolhas de ar enquanto o modelo de gesso é vazado. Quando a pedra estiver completamente endurecida, soltar o modelo de pedra da impressão e deixar secar e endurecer mais.

2. **Aplicação do espaçador de coto:** Aplique cuidadosamente uma camada fina de espaçador de matriz nas superfícies vestibulares dos dentes preparados no molde mestre. Isto irá permitir espaço para a espessura da película da resina de cimentação quando a faceta for colada ao dente. O espaçador deve ser mantido afastado das margens. A aplicação do espaçador pode afetar a resistência ao cisalhamento da faceta laminada de porcelana. ***Seok-Hwan Cho et al***[49] efectuaram um estudo para avaliar as diferenças de resistência ao cisalhamento (SBS) entre o esmalte e o PLV fedspathic em função da espessura do espaçador. Descobriram que a aplicação apropriada do espaçador exerce uma influência favorável na SBS das PLV ligadas por compósito. A aplicação de 2 camadas do espaçador proporciona um espaço adequado para acomodar a espessura do cimento.

3. **Fabrico do modelo refratário:** Deve ser escolhido um material de revestimento refratário com um coeficiente de expansão térmica semelhante ao da cerâmica utilizada para o revestimento de porcelana. Se a diferença entre os coeficientes de expansão térmica for demasiado grande entre

o material do molde refratário e a cerâmica, existe o risco de uma expansão desproporcionada durante o processamento da porcelana. O resultado será uma adaptação incorrecta da faceta ao dente ou mesmo a fratura das restaurações. É selecionada uma moldeira plástica descartável para encaixar o molde principal sobre os dentes a revestir.

É efectuado o levantamento do molde mestre para verificar se existem áreas de corte inferior. Estas devem ser bloqueadas nesta altura para permitir a colocação e o encaixe subsequentes da faceta acabada. Antes de fazer a impressão refractária, cubra ligeiramente o molde mestre com um lubrificante à base de silicone. Isto facilitará a remoção fácil do material de moldagem da moldeira. É colocado um material de impressão elastomérico na moldeira de plástico cortada à medida e, em seguida, é feita uma impressão das áreas incisais labiais a revestir. O modelo refratário consiste apenas nos dentes que vão ser estratificados e nos dentes adjacentes, como mostra a Fig. 8.2.23

Quando a impressão labial tiver assentado no molde mestre, tanto o molde como a impressão são submergidos em água, onde podem ser mais facilmente separados. A impressão é verificada quanto a quaisquer bolhas de ar ou discrepâncias relevantes. O material refratário é vertido na impressão labial e deixa-se assentar na bancada.

4. **Preparação do modelo refratário:** Quer se utilize um modelo refratário sólido ou troquéis refractários separados, cortar a haste do troquel apicalmente à margem cervical, aparar a área gengival e eliminar as papilas interdentárias. A linha de chegada será então definida distintamente. Deve-se ter cuidado para não desgastar as áreas de contacto.

5. **Desgaseificação do revestimento refratário:** Para evitar a contaminação da cerâmica, os gases amoníacos inerentes ao material refratário devem ser removidos. O procedimento básico é o seguinte:

(a) Introduzir o modelo refratário no forno pré-aquecido (Fig. 8.2.24) a baixa temperatura, entre 1.000° F (540° C) e 1.200° F (650° C), e mergulhá-lo no calor durante 15 a 30 minutos.

(b) Em seguida, coloque o modelo sob vácuo e regule a temperatura entre 1.900° F (1.040° C) e 1.950° F (1.066° C) com um aumento da taxa de aquecimento de 75° F (25° C) por minuto.

(c) Manter a temperatura de 1.900° F (1.040° C) a 1.950° F (1.066° C) durante dois a seis minutos.

(d) Libertar o vácuo com uma diminuição lenta da temperatura até aproximadamente 1.000° F

(540° C).

(e) Retirar o modelo refratário (ou as matrizes) do forno e arrefecê-lo em banco de ensaio. Após o arrefecimento, o modelo refratário desgaseificado deve ser mergulhado em água destilada durante 2-3 minutos. Manter o modelo húmido facilita a aplicação da porcelana. O revestimento refratário não absorve a humidade da mistura de porcelana, pelo que pode ser colocado um vedante refratário específico em todas as superfícies de suporte da porcelana e nas áreas marginais (Fig. 8.2.26).

6. Aplicação de selante:

O selante deve ser aplicado para além das margens labiais para obter uma boa vedação periférica. Cozer o modelo refratário pintado, ou os moldes, de acordo com o ciclo de cozedura da porcelana utilizada. A margem pode ser marcada com um lápis de cerâmica. Esta marcação permanecerá visível após a cozedura e ajudará a manter a visão da margem.

7. Formação e cozedura de porcelana

Aplica-se uma camada fina (0,2-0,3 mm) de porcelana de corpo (Fig. 8.2.27). em toda a extensão da área a ser coberta e ligeiramente para além. Esta camada servirá como base para a faceta. Secar o modelo durante 5 minutos em frente da mufla aberta do forno (Fig. 8.2.28). Colocar o modelo no forno e levá-lo ao lume a 985 graus Celsius sob vácuo a uma subida de 45 graus por minuto. Aos 950 graus, libertar o vácuo e retirar imediatamente o modelo para arrefecer na bancada.

O corpo de porcelana é aplicado em todo o contorno desejado (Fig. 8.2.29). Segue-se o mesmo ciclo de queima, exceto que o vácuo é libertado 35 graus abaixo da temperatura de pico. Uma vez atingida a temperatura máxima, retirar imediatamente o modelo e deixá-lo arrefecer na bancada.

Corrigir as áreas incisais com a adição de porcelana incisal, conforme desejado. A construção final é efectuada para preparar a faceta para a cozedura. Utiliza-se a mesma queima que na segunda cozedura, mas a cinco graus mais baixa.

8. Remoção das facetas do modelo refratário: Depois de as lâminas terem sido esmaltadas e arrefecidas em bancada, aparar cuidadosamente o material de revestimento refratário com uma broca adequada. Remover e limpar cuidadosamente as facetas num banho de detergente ultrassónico durante três minutos. Utilize uma roda de borracha para remover ligeiramente todos os flashes de porcelana e a extensão excessiva dos bordos antes de voltar a colocar as facetas no molde mestre para ajuste. (Fig. 8.2.30 - 8.2.39).

LABORATORY PROCEDURES-THE REFRACTORY INVESTMENT TECHNIQUE

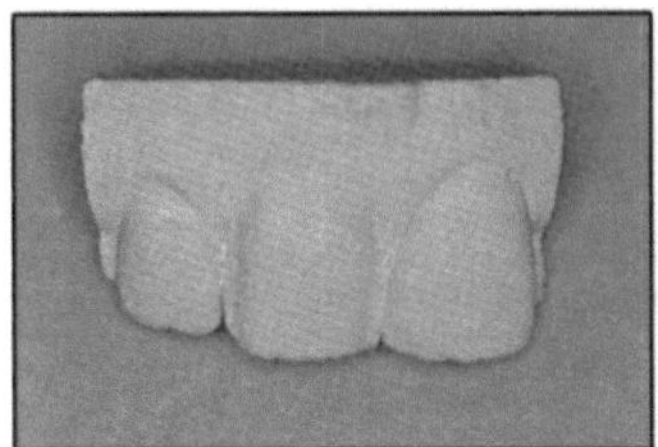

Fig 8.2.23 The refractory model

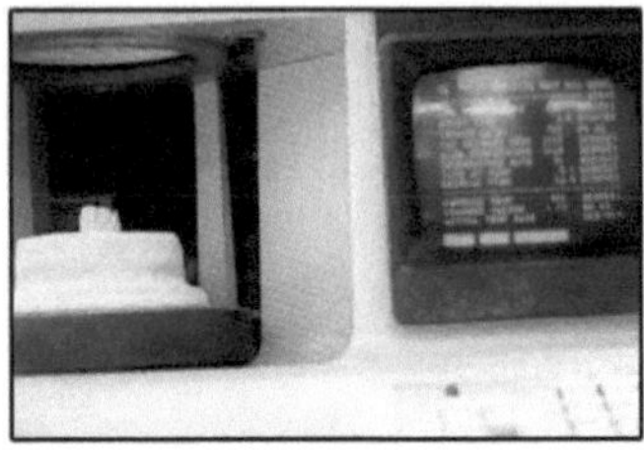

Fig 8.2.24 The refractory model is degassed

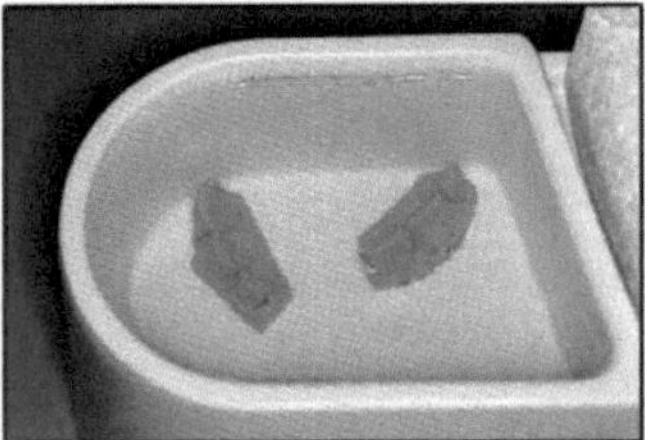

Fig 8.2.26 The degassed refractory model soaked in distilled water

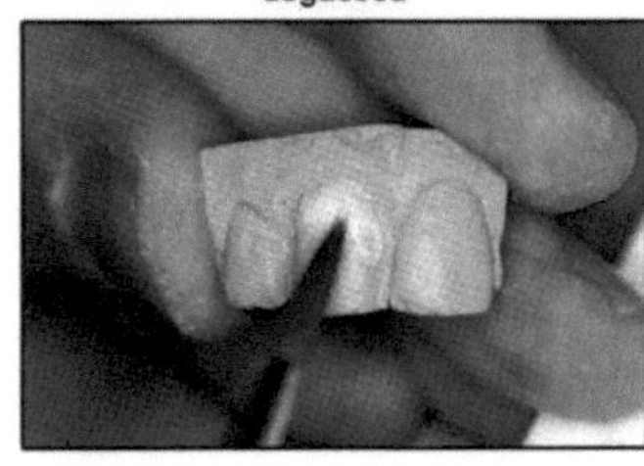

Fig 8.2.27 Body porcelain is applied

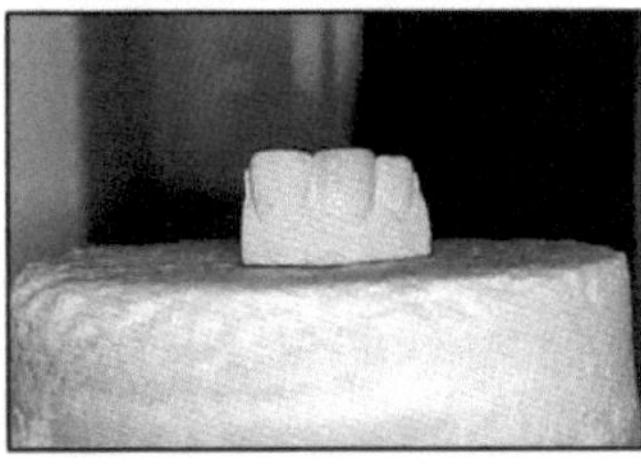

Fig 8.2.28 Model in front of the open muffle of the furnace

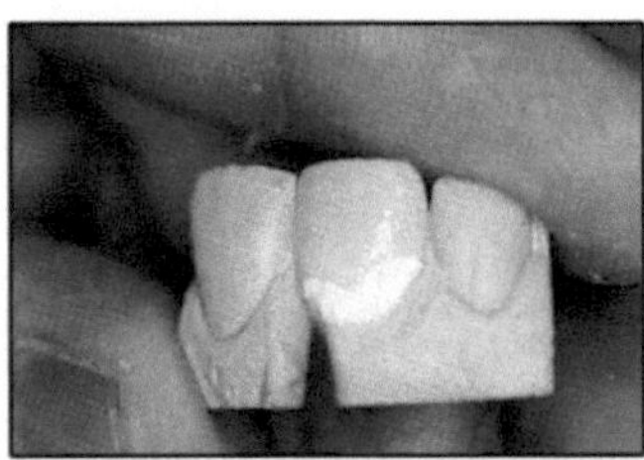

Fig 8.2.29 Body porcelain applied to full contour

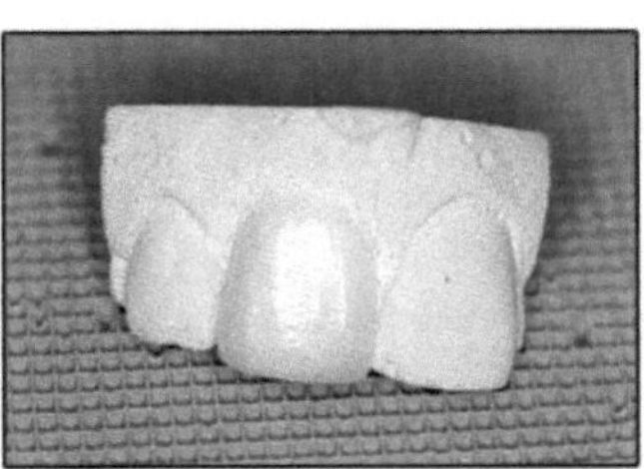

Fig 8.2.30 The cast with the veneer is allowed to bench cool

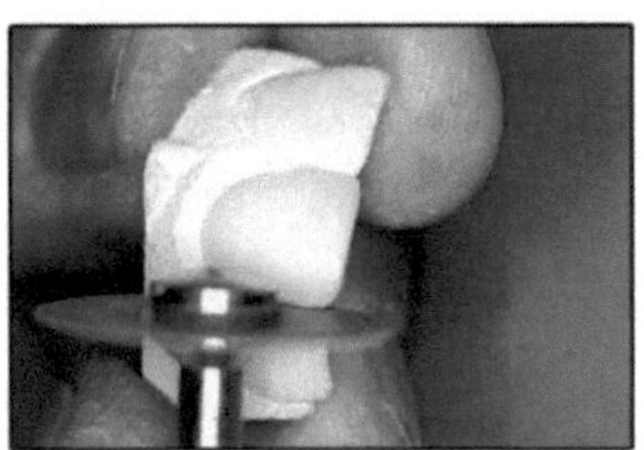

Fig 8.2.31 Finishing the veneer with diamond disc

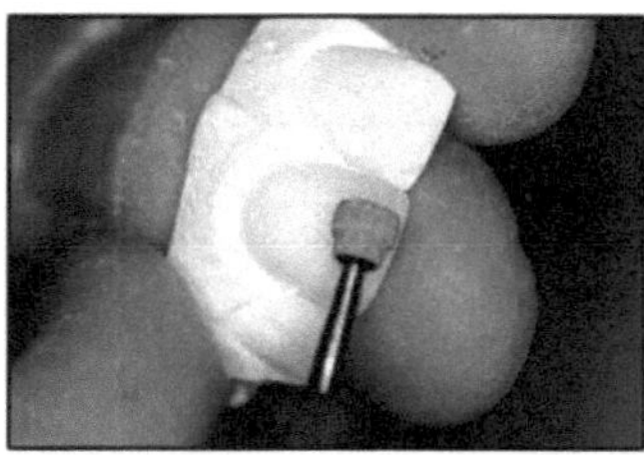

Fig 8.2.32 Finishing with a green stone

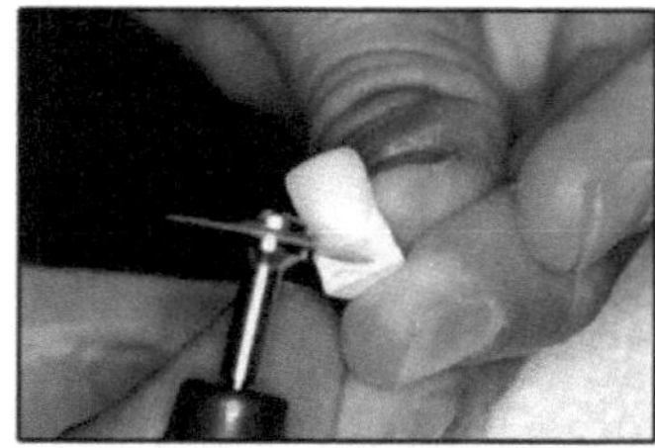

Fig 8.2.33 The bulk of the refractory material is cut off using a rotary instrument

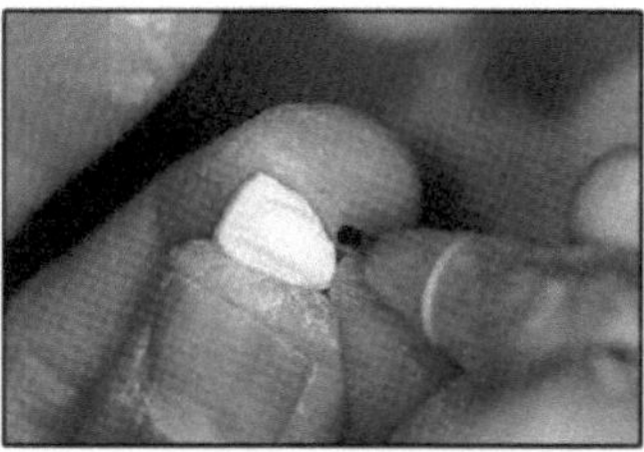

Fig 8.2.34 The remainder is sandblasted with a microblaste

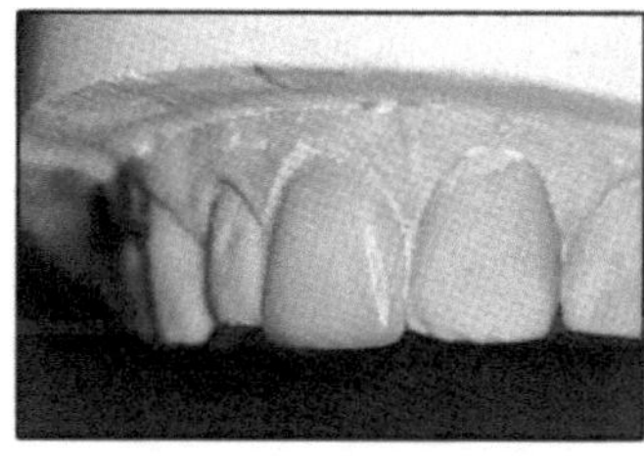

Fig 8.2.35 The veneer reseated on the master cast

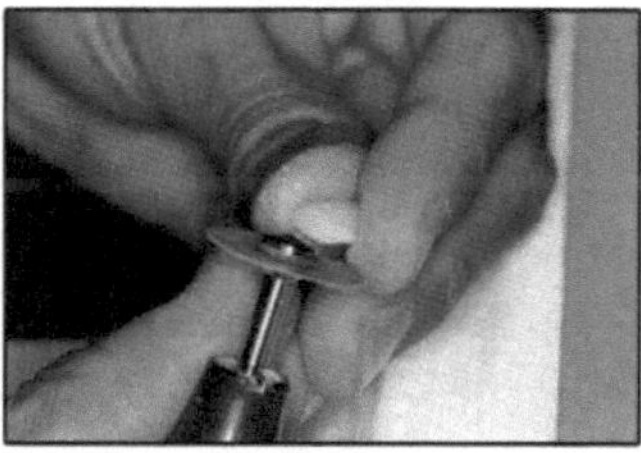

Fig 8.2.36 Overextensions are removed with a diamond disc

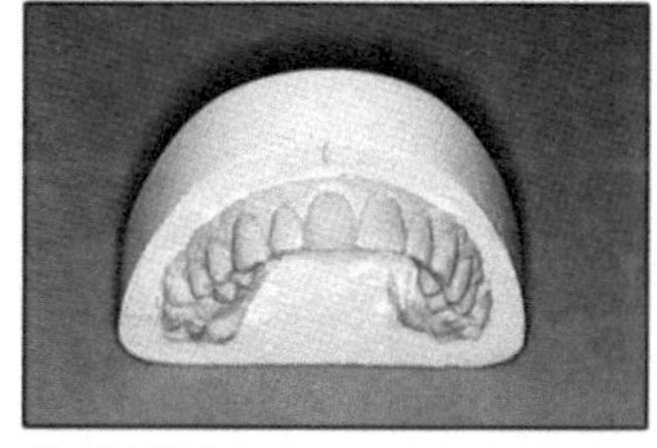

Fig 8.2.37 Finished veneer is checked on the master cast

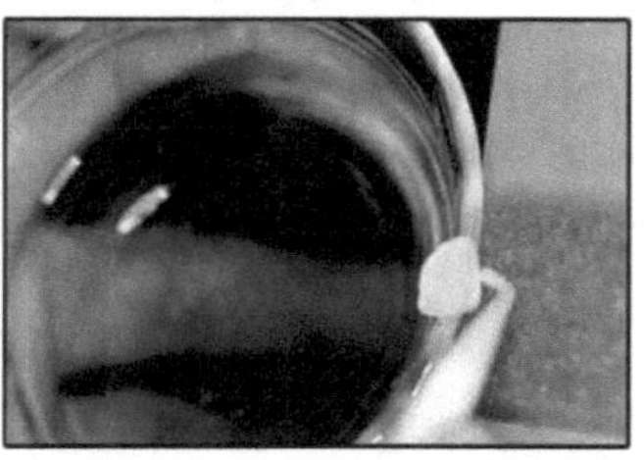

Fig 8.2.38 Veneer is washed thoroughly

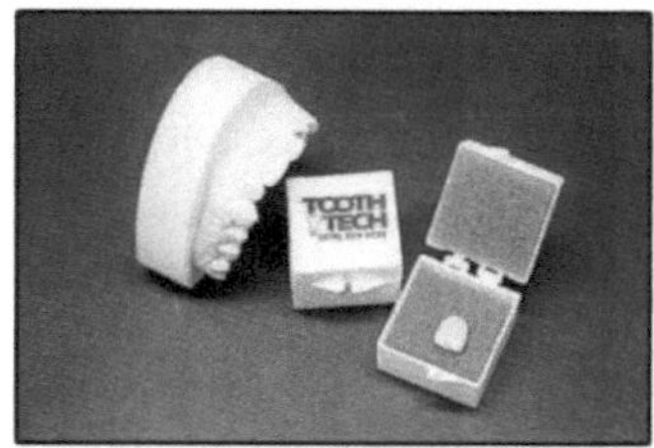

Fig 8.2.39 Finished veneer ready for delivery

II. TÉCNICA DA FOLHA DE PLATINA[50]

1. Escolher uma folha: A folha de platina normalmente utilizada para o revestimento tem uma espessura de 0,001 a 0,00085 polegadas e está normalmente disponível em larguras de 1 1/6 a 1 3/8 polegadas. A folha de platina não só actua como um substrato de superfície para a construção do revestimento, mas também serve para irradiar calor durante a cozedura, levando toda a porcelana a uma maturidade uniforme. Quando a folha de platina é retirada da interface do folheado acabado, a interface terá uma superfície lisa, semelhante a um esmalte, antes de ser gravada e lixada a ar.

2. Preparação do modelo e do molde: Todos os dentes a serem revestidos, incluindo os dentes adjacentes, são fixados com alfinetes, seccionados e cortados para fazer moldes individuais a partir do modelo mestre (Fig. 8.2.40). Isto é feito seccionando o molde a partir da base em direção ao bordo incisal, mas parando antes dos pontos de contacto. Uma vez atingida a área de contacto, separar o molde. A área marginal de cada coto é exposta com uma broca redonda#8, cortando a margem gengival um quarto do diâmetro da broca (Fig. 8.2.41). Cobrir todos os cortes inferiores e falhas de esmalte com uma cera de bloqueio para facilitar a remoção da folha (Fig. 8.2.42).

3. Matriz de folha de alumínio: Com um modelo triangular especificamente concebido para facetas, cortar a folha de alumínio na forma designada. Colocá-la sobre a superfície labial do coto com o vértice a apontar para baixo, formando assim uma porção de torneira que se estende abaixo da margem gengival. (Fig. 8.2.43). Enrolar sistematicamente a folha de alumínio sobre o bordo incisal e nos cortes inferiores das margens gengivais e proximais. Utilizando metodicamente um pau de laranjeira, adaptar e brunir a folha de alumínio até obter uma forma de encaixe íntimo. O excesso de folha de alumínio nas superfícies proximais para além das margens deve ser aparado com um bisturi. Para remover a matriz de alumínio do molde, levantar cuidadosamente a extensão da patilha da superfície gengival em direção à superfície incisal, como se fosse uma dobradiça. Segurar esta matriz de folha de alumínio sobre o bico de Bunsen até ficar com uma cor laranja brilhante, para a descontaminar e recozer. A folha de alumínio descontaminada é então readaptada à matriz (Fig. 8.2.44 - 8.2.49)

Misturar e aplicar os tons de porcelana pré-selecionados sobre a folha de platina, seguindo a técnica de acumulação. Cozer a porcelana de acordo com as instruções do fabricante. Em seguida, efetuar o acabamento e a vitrificação.

4. Remoção da folha de alumínio: Agarrando na extremidade da folha de alumínio com a pinça de ponta fina e serrilhada, puxe suavemente a folha de alumínio para fora do folheado. Submergir o folheado em água reduzirá a tensão superficial para facilitar a remoção da folha. Por fim, a interface do folheado está pronta para ser gravada.

5. Aplicação de porcelana: Devido ao facto de a espessura da porcelana para um revestimento ser em média de 0,5 a 0,8 mm, a mistura secará muito rapidamente durante o trabalho. Por conseguinte, deve ser utilizada água destilada ou um meio líquido especial para evitar a perda de humidade da mistura de porcelana durante a construção da faceta. A porcelana deve ser condensada depois de a faceta ter sido construída até à sua fase final.

Os resultados estéticos da faceta acabada são melhorados se a mistura de porcelana for aplicada em quatro fases:

1. O terço gengival
2. Corpo
3. Incisal e
4. Sombreamento do esmalte (acumulação)

A porcelana que é um tom mais escuro do que o tom geral prescrito deve ser aplicada no terço gengival (Fig. 8.2.50). De seguida, aplica-se a tonalidade prescrita para a porcelana de corpo, desde a gengiva até ao terço médio e suavizando até ao bordo incisal (Fig. 8.2.51). A porcelana incisal é então aplicada no comprimento desejado (Fig. 8.2.52). O restante acúmulo incisal e sua extensão sobre a borda incisal são obtidos pela aplicação de uma fina camada de porcelana de esmalte sobre todo o terço incisal (Fig. 8.2.53). A porcelana deve ser condensada e contornada até a forma desejada e, em seguida, deixada em repouso por cinco minutos antes da queima.

6. Acabamento e contorno: Os folheados de porcelana devem ser acabados com uma peça de mão de alta velocidade (aproximadamente 150.000 rpm) e diamantes de fricção microfinos (tamanho de grão 15 a 45). Não utilize tamanhos de grão maiores, pois tendem a lascar o frágil laminado de porcelana. Contorne as áreas faciais utilizando um diamante em forma de chama. As áreas marginais do revestimento são ligeiramente contornadas com discos de lixa (carborundum).

Acabar os bordos incisais com um disco de lixa e redefinir a anatomia facial com uma broca de contorno de diamante fino. A remoção da maior quantidade possível de material refratário é importante para reduzir a quantidade de gases amoníacos residuais durante a queima subsequente durante a vitrificação.

7. Vidragem: Uma camada fina de esmalte de fusão de porcelana (1.700 F/927^{oo} c) é pintada na superfície da porcelana para selar quaisquer microporosidades e obter um brilho mais natural. Para adicionar croma às facetas, são aplicados corantes - normalmente no terço incisal ou gengival em áreas que requerem uma cor caraterística. Pintar uma mistura de esmalte sobre a superfície labial, aplicar os pigmentos e deixar secar. A faceta é então cozida até obter o esmalte de superfície desejado.

8. Ajuste e colocação no modelo mestre: Na técnica da folha de alumínio, se todos os passos anteriores forem corretamente executados, o ajuste ao modelo mestre ou ao modelo de trabalho deve ser um procedimento de acabamento mínimo. No caso de facetas múltiplas (quer tenham sido usados métodos de folha de platina ou refractários), uma faceta do incisivo central é primeiro colocada no modelo mestre e o ajuste é verificado. Remover a primeira faceta e colocar a faceta adjacente, efectuando quaisquer ajustes necessários.

Depois de todas as facetas terem sido ajustadas individualmente ao molde mestre, utilize uma lâmina ultrafina ou uma tira abrasiva média grossa para aliviar a área de contacto no molde até à altura das papilas interdentárias.

9. Condicionamento: Colocar a superfície vestibular da faceta sobre uma tira de argila, permitindo que o aspeto interior côncavo da faceta actue como recetáculo. Em seguida, encher a interface da faceta com o gel de condicionamento (por exemplo, ácido fluorídrico a 7,5%) e deixar repousar durante sete a dez minutos. O gel deve ser ocasionalmente escovado até às margens para assegurar o condicionamento nesta área crítica. Diferentes sistemas de porcelana requerem diferentes tempos de condicionamento com diferentes meios de condicionamento. As instruções de cada fabricante devem ser seguidas para obter resultados óptimos.

Quando a fase de gravação estiver concluída, levante toda a tira de argila por ambas as extremidades e submerja completamente os folheados numa solução a 10% de bicarbonato de sódio e água até o ácido ser neutralizado. O gel irá borbulhar e subir à superfície da solução. Retirar o folheado da solução e secar. O ar abrasa a interface até esta ficar livre de resíduos de cerâmica gravados.

Limpar as facetas numa solução detergente num banho de ultra-sons durante três minutos cada e secar com uma seringa de ar sem óleo ou um jato de ar quente. As facetas completas estão agora prontas para serem coladas (Fig. 8.2.54 - 8.2.58).

LABORATORY PROCEDURES-THE PLATINUM FOIL TECHNIQUE

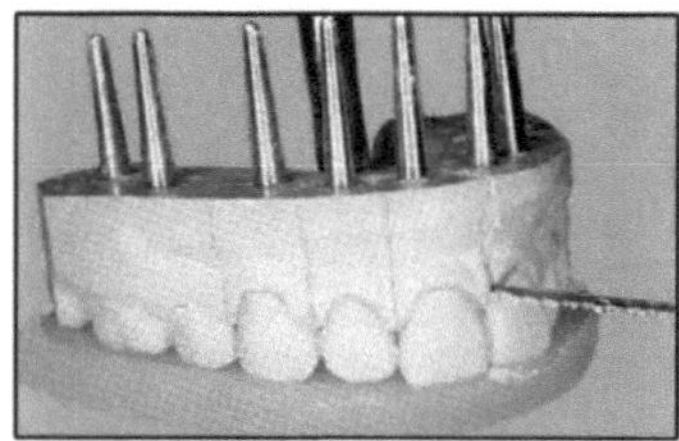

Fig 8.2.40 Pinned model is sectioned with the help of a saw

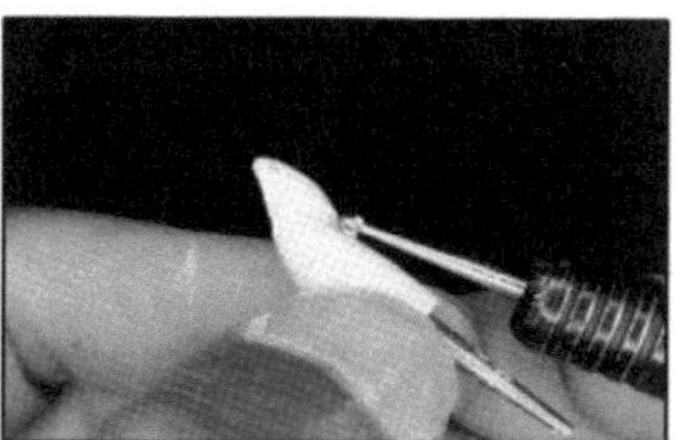

Fig 8.2.41 The marginal area of the die is exposed with a 8# round bur

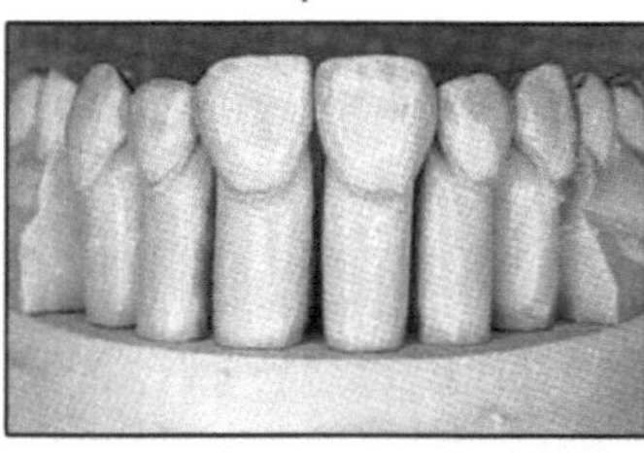

Fig 8.2.42 All flaws and undercuts are filed with block-out material to facilitate effective foil removal

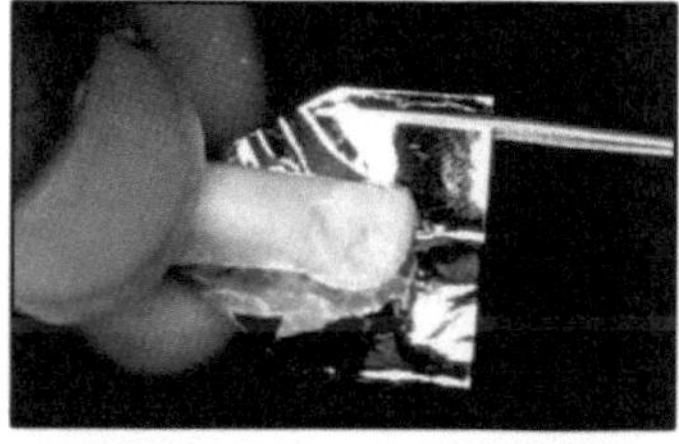

Fig 8.2.43 The platinum foil placed over the labial surface with the tab portion below the gingival margin

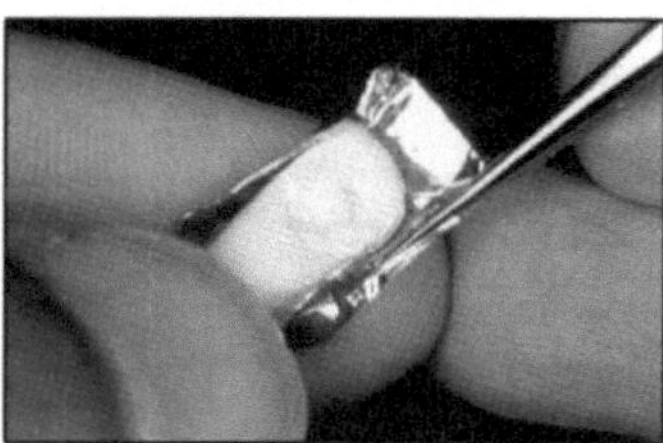

Fig 8.2.44 The foil wrapped around the mesial and distal margins of the die

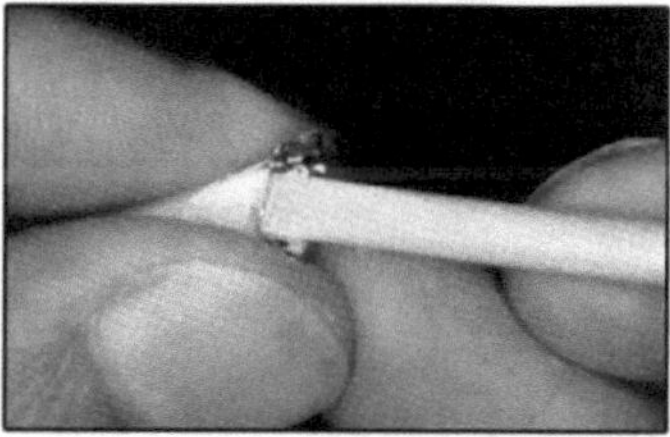

Fig 8.2.45 The platinum foil folded over the labial incisal edge

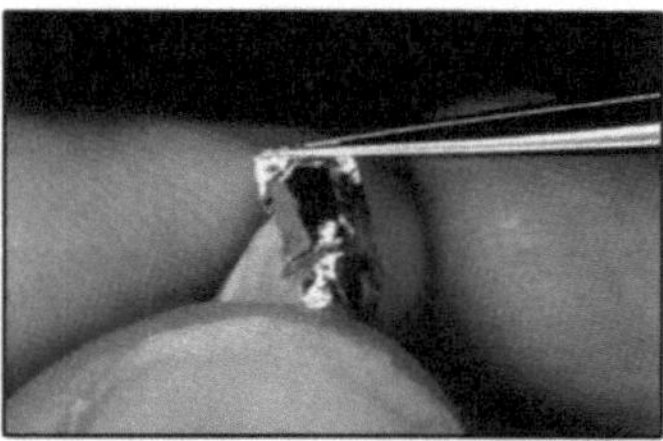

Fig 8.2.46 Excess foil is cut with a scissor

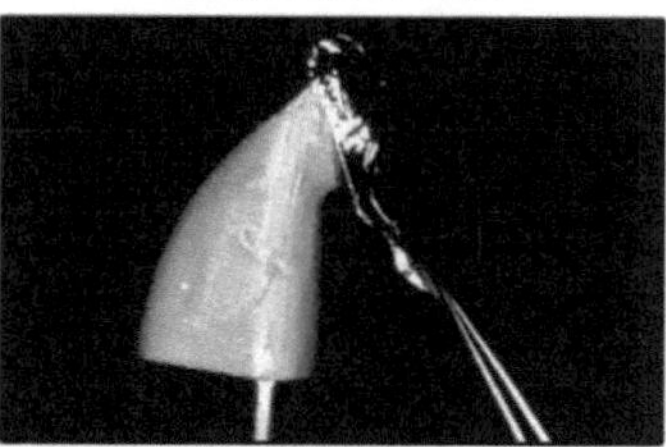

Fig 8.2.47 Remove the foil from the die gently

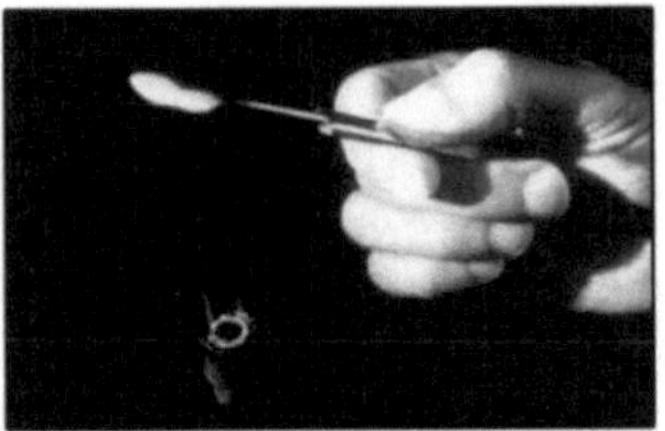

Fig 8.2.48 The foil is held over the cone shaped flame of the Bunsen burner

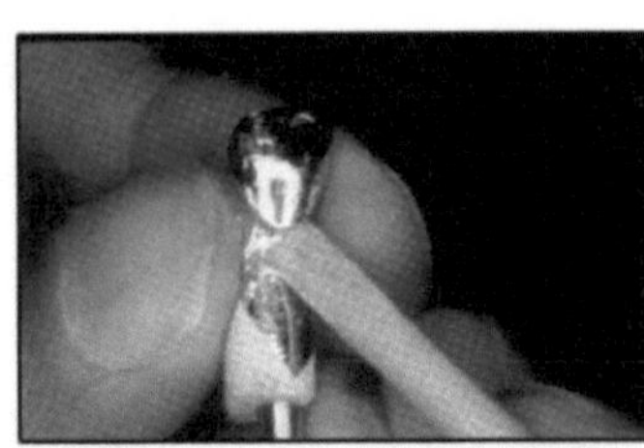

Fig 8.2.49 The annealed foil matrix is placed on the die

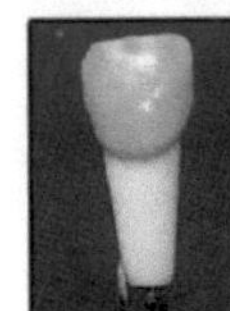

Fig 8.2.50 The gingival porcelain applied

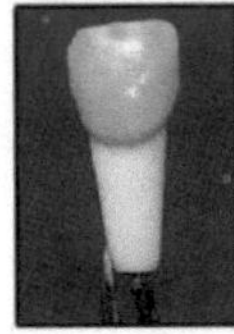

Fig 8.2.51 The body porcelain is applied

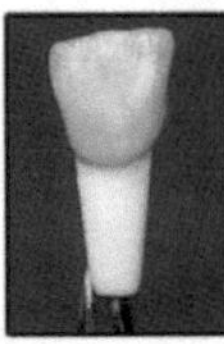

Fig 8.2.52 The incisal porcelain is applied to the desired length of the restoration

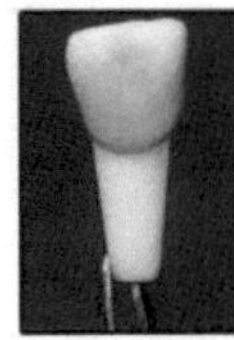

Fig 8.2.53 Enamel porcelain is applied

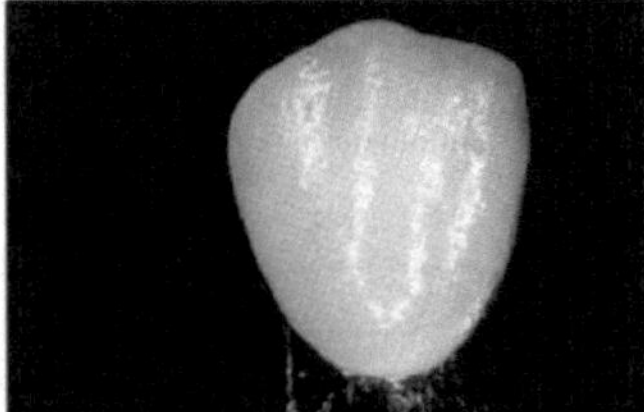

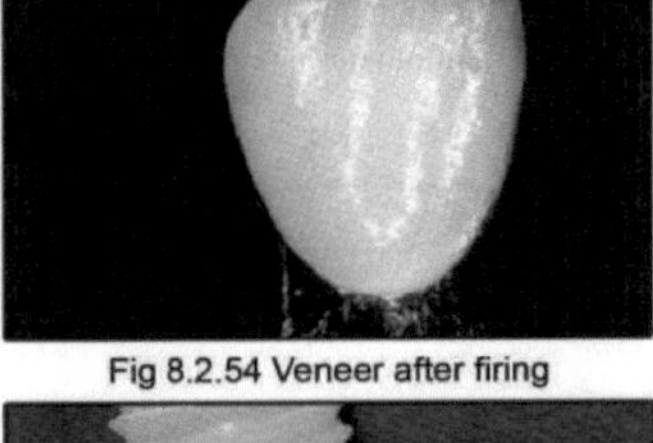

Fig 8.2.54 Veneer after firing

Fig 8.2.55 The platinum foil is removed

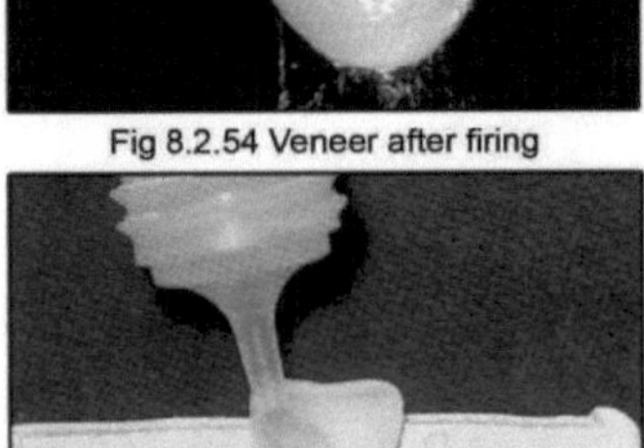

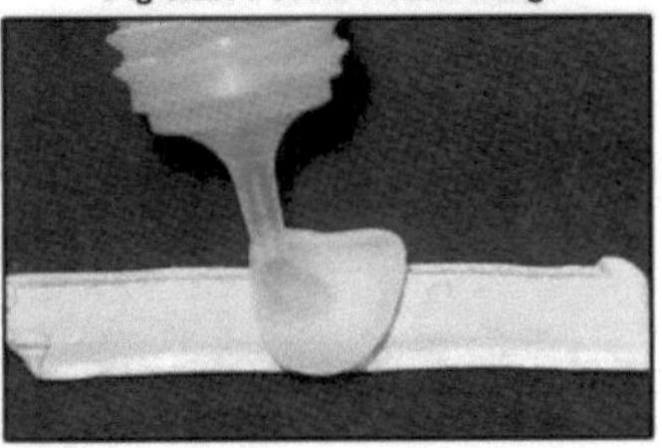

Fig 8.2.56 A etching gel applied to the concave inner surface of the veneer

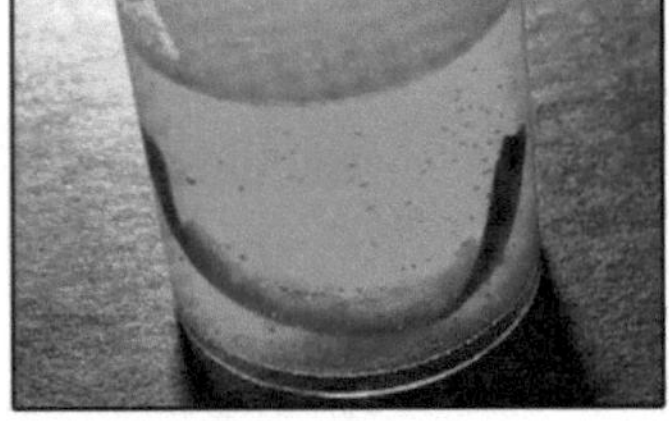

Fig 8.2.57 Veneer placed in the neutralizing solution

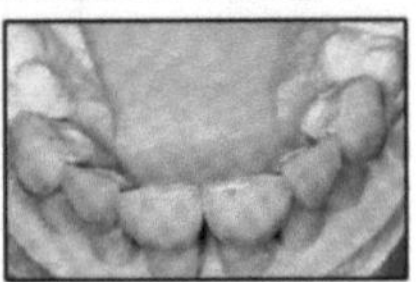

Fig 8.2.58 Complete veneer ready for delivery

EXPERIMENTAR O FOLHEADO

Antes da cimentação definitiva das facetas de porcelana,[58] é importante passar por uma fase de prova, que consiste num processo de três fases:

1. A adaptação íntima de cada laminado de porcelana individual à superfície dentária preparada deve ser verificada.
2. O ajuste coletivo e a relação de um laminado com outro e os pontos de contacto têm de ser avaliados.
3. A cor deve ser avaliada e, se necessário, modificada.

Fase 1: Verificar o ajuste individual:

Limpar os dentes com uma pasta de farinha fina de pedra-pomes que não contenha óleo ou flúor. O doente deve estar em posição supina ou horizontal, de modo a que a face vestibular dos dentes a revestir possa ficar horizontal ou paralela ao chão, para ajudar a evitar que as facetas se soltem.

Selecione a faceta mais distal e experimente-a no respetivo dente. Se a faceta não encaixar imediatamente na posição, não a force. Verifique se existe algum entalhe ou impacto no ponto de contacto e utilize diamante microfino sob ampliação para a ajustar até encaixar facilmente.

Uma gota de glicerina colocada sobre a superfície gravada pode facilitar a adesão da faceta à superfície do dente. Experimente cada um dos laminados individualmente e verifique as margens.

Fase 2: Prova de ajuste coletivo:

Os contactos interproximais devem agora ser confirmados, experimentando todos os laminados em conjunto. Ajustar qualquer contacto que esteja demasiado apertado. Todas as facetas devem encaixar passivamente no sítio.

Fase 3: Verificação da cor:

Colocar um laminado em posição com glicerina e depois compará-lo com a escala de cores selecionada pelo doente. Se o laminado parecer mais escuro do que a escala de cores, então deve ser selecionada uma resina composta de cor mais clara para modificar o efeito de escurecimento do dente subjacente. Por outro lado, se o laminado parecer mais claro do que a escala de cores, é necessária uma resina composta mais escura. O passo seguinte envolve a utilização de pastas de prova de cor para avaliar a aceitação da cor por parte do paciente.

Exner Victer Herbert[25] afirmou que o dentista deve optar por uma cor mais clara e translúcida, que pode ser modificada antes da cimentação final.

Resina composta Color Check:

A seguir, o agente de cimentação de resina composta fotopolimerizável pode ser colocado sobre a faceta e a faceta é recolocada no dente preparado. O excesso de resina é removido com um explorador e a cor "final" tornar-se-á evidente. Se o paciente ainda estiver insatisfeito, pode ser experimentada uma faceta adjacente com uma tonalidade mais clara ou mais escura e, à sua maneira, é efectuada uma verificação da tonalidade para determinar a cor esteticamente mais agradável para o paciente.

Opaqueamento, caraterização e coloração:

A cor do laminado deve ser inerente à porcelana. No entanto, devido à sua extrema finura, o laminado pode ser caracterizado na sua superfície interna através da utilização de vários kits de caraterização da cor da resina composta. A faceta é gravada, silanizada e a resina colorida é pintada sobre esta superfície gravada. As facetas podem então ser experimentadas e, se a cor for satisfatória, a coloração da resina pode ser curada sobre as facetas em camadas muito finas. Uma espessura demasiado grande impedirá a colocação correta. As facetas são então cimentadas em posição com a resina composta habitual, que não se mistura nem mancha os corantes curados.

Agentes de luta:

Embora estejam disponíveis sistemas fotopolimerizáveis e sistemas quimicamente activados, as vantagens oferecidas pelo sistema fotopolimerizável tornam-no uma escolha consideravelmente melhor. O facto de o sistema curar apenas quando exposto à luz facilita a realização de ensaios, modificações e uma verificação da cor com o material escolhido antes do assentamento final. Também facilita a remoção do excesso grosseiro de resina composta enquanto ainda está mole, antes da polimerização, permitindo assim um polimento final mais fácil e o corte das margens. No caso de facetas muito opacas ou espessas, é essencial utilizar o sistema de polimerização dupla, no qual um processo de polimerização química é iniciado pela luz.

Caraterísticas desejáveis para o material de cimentação:

- Espessura da película fina, 10 a 20 μm
- Elevada resistência à compressão
- Elevada resistência à tração
- Viscosidade relativamente baixa
- Capacidade de opacidade
- Baixa retração de polimerização
- Estabilidade da cor

Nathanson D. Stangel e *C.S. Hsl*[14] descobriram que a corrosão aumenta significativamente a resistência da ligação e é o principal fator que contribui para as válvulas obtidas.

Hekimoglu C., N. Anil e Ilker E[40] afirmaram que o cimento resinoso fotopolimerizável é um material adequado para a cimentação de facetas laminadas.

Microfugas:

Tjan H.L. Anthony[21] verificou que existe uma maior fuga na interface dentina-compósito do que no revestimento colado em esmalte.

PROCEDIMENTO DE COLOCAÇÃO DE FACETAS

1. **Gestão dos tecidos:** Devem ser colocados cordões de retração no sulco gengival para diminuir o fluxo de fluido crevicular, que interferiria com a adesão e o selamento entre o laminado e o esmalte subjacente; também deslocam o tecido para permitir a visibilidade direta durante a colocação e o acabamento das facetas. Todos estes procedimentos - desde o try-in até à cimentação final - podem ser efectuados com o auxílio de anestesia local para o acabamento das margens, que podem ser sulculares e podem ser algo desconfortáveis.

2. **Disposição:** Dispor as facetas limpas e condicionadas na ordem dos respectivos dentes. Todos os instrumentos e materiais necessários (PROCELITE KIT Fig. 8.2.59) devem ser montados e dispostos na sequência de utilização correta. Isto evitará qualquer abrandamento durante o procedimento de colagem, o que pode resultar não só numa perda de tempo, mas também numa potencial contaminação das superfícies de esmalte ou de porcelana condicionadas.

3. **Silanização:** Tratar a superfície gravada das facetas com o agente de acoplamento de silano para melhorar as propriedades adesivas da resina. O agente de ligação de silano pode ser préactivado e hidrolisado ou pode ter de ser ativado com um ácido. Um silano pré-ativado é pintado sobre a superfície de porcelana gravada e deixado secar durante cerca de um minuto. O excesso de veículo alcoólico é então suavemente evaporado através da passagem de uma corrente de ar paralela e aproximadamente 15 cm acima da superfície do laminado. Isto deixará um folheado seco, revestido com silano. (Fig. 8.2.60 - 8.2.64)

4. **Ativação do esmalte:** Limpar os dentes com uma pasta de pedra-pomes fina e água, utilizando uma taça de borracha e/ou uma escova, para remover todos os vestígios de glicoprotiens salivares e resinas compostas anteriores do try-in. A pedra-pomes não deve conter

flúor ou óleos. Lavar e secar os dentes ao ar livre.

5. Isolamento: Isolar os dentes com afastadores de bochechas e rolos de algodão. Pode ser colocado um pedaço quadrado de gaze de 2 polegadas sobre a garganta para diminuir ainda mais a contaminação por humidade. Colocar um ejetor de saliva perto da parte posterior da garganta, o que diminuirá ainda mais a contaminação por humidade. (Fig. 8.2.65).

6. Condicionamento do esmalte: O dente é isolado em ambos os lados através da colocação de tiras de mylar ou de uma banda de matriz mesialmente e distalmente. O dente é condicionado com uma solução de ácido fosfórico a 30% a 37% durante 15 a 20 segundos. O condicionador deve alcançar a periferia do preparo, onde o selamento é altamente crítico para o sucesso da restauração a longo prazo. A deslocação da gengiva é importante para expor esta margem e evitar a contaminação. O material de condicionamento (gel ou líquido) é lavado das superfícies de esmalte com quantidades abundantes de água durante 30 segundos (Fig. 8.2.66 - 8.2.67).

Não deixar o doente enxaguar ou de qualquer forma contaminar esta superfície de esmalte gravado com saliva. Se isto acontecer, a superfície deve ser novamente gravada durante dez segundos, lavada e seca novamente para voltar a desenvolver uma superfície de esmalte reactiva.

7. Aplicação do agente de ligação dentária: Isolar novamente a superfície dentária gravada subjacente com tiras de matriz e revesti-la com agente de ligação dentária de esmalte combinado do tipo ativado por luz, que é suavemente disperso pelo ar numa camada fina e uniforme. Todo o excesso de agente de ligação deve ser cuidadosamente soprado para o lado. Fotopolimerizar esta camada uniformemente dispersa para selar a superfície do dente.

De seguida, cubra o aspeto interno do laminado (que foi silanizado) com um líquido de ligação de resina não preenchido: sopre-o até obter uma camada fina, mas não o fotopolimerize. Colocar o agente de cimentação de resina composta sobre o laminado, utilizando uma seringa, e aplicar o material no centro para que se espalhe lateralmente, sem prender bolhas de ar. (Fig. 8.2.68 - 8.2.70).

8. Sequência de assentamento: é melhor assentar um laminado de cada vez. Em casos de várias unidades, comece com o dente mais distal de cada lado da arcada e trabalhe mesialmente até ao canino. De seguida, assente os dois incisivos centrais em simultâneo para garantir que ficam iguais. Os dois incisivos laterais são então colocados um de cada vez, para acomodar quaisquer discrepâncias no ajuste geral.

9. Colocação: Rodar a faceta sobre a superfície vestibular do dente e, em seguida, manipulá-la suavemente até que o contacto seja feito na região da linha de acabamento gengival. O movimento deve ser um movimento suave de balanço ou "pulsação" que permita que o excesso de material saia lentamente de todos os lados da faceta. O excesso grosseiro pode ser removido com um pincel firme e pontiagudo ou com uma cureta. É importante não deslizar a faceta para o seu lugar. Passá-la sobre o bordo incisal pode limpar o aspeto interno da faceta da resina composta, deixando um vazio. Isto pode ser evitado rodando a faceta sobre o bordo incisal até à sua colocação. Segure o laminado firmemente na posição para evitar o "suck-back" e inicie o processo de polimerização com a unidade de luz.

Durante o processo de polimerização, é essencial manter a estabilidade completa da relação entre a faceta e o dente subjacente. O processo de polimerização é concluído com a polimerização das várias áreas da faceta durante, pelo menos, dois minutos cada. Este tempo extra é importante devido ao facto de a luz ter de atravessar a porcelana para atingir a resina composta subjacente.

10. Cura:

Tempo: Quanto maior for o tempo de exposição da resina, maior será a percentagem de cura.

Ângulo de contacto: Para obter a máxima eficácia, a luz deve entrar em contacto com a resina em ângulos rectos em relação à sua superfície e não num ângulo oblíquo.

Tonalidade da resina: Aparentemente, os tons mais escuros de resina e as resinas com maior quantidade de opacificadores necessitam de um tempo de cura maior.

Composição da resina composta: A formação exacta varia de resina para resina e dentro das categorias específicas de microfill até aos híbridos e tipos de macrofill. Existe também uma variação no grau de cura quando exposto à mesma quantidade de luz.

Distância: A distância da fonte de luz à superfície da resina composta nunca deve ser superior a 1 mm. (Fig. 8.2.71).

Os novos avanços incluem a utilização de um laser suave para curar mais rápida e completamente o material de cimentação de resina composta, aumentando assim a resistência final das facetas.

11. Acabamento: Após a polimerização completa, retire qualquer excesso de resina composta com um escultor interproximal de carboneto ou uma faca de folha de ouro. O polimento da faceta é efectuado com pontas de polimento de cerâmica e, em seguida, com uma pasta impregnada de pó de diamante com uma taça de borracha sem membrana. Mova a extremidade da taça de borracha para cima, por baixo da margem gengival livre, para dar um brilho elevado à junção entre a faceta, a resina e o dente, assegurando que esta área não se torna um depósito de placa microbiana. Este polimento final pode demorar cinco minutos ou mais por dente. A área interproximal deve ser polida com tiras de acabamento em resina composta. Verificar os contactos interproximais para ver se o fio dental passa suavemente sem ficar preso ou rasgado.

Acabamento lingual e equilibração oclusal: Faça o acabamento do aspeto lingual da interface faceta/esmalte com um diamante em forma de bola de futebol para remover o excesso de resina. Polir mais uma vez com o pó de diamante numa taça de borracha rotativa e com membranas ou numa roda de polimento de cerâmica. As áreas de contacto são limpas com metal e depois com tiras de polimento de resina composta e verificadas com fio dentário (Fig. 8.2.72 - 8.2.78).

12. Avaliação oclusal: O último passo na consulta de colocação do laminado é verificar a oclusão e assegurar que as facetas não entram em contacto excessivo com a arcada oposta em quaisquer movimentos excursivos da mandíbula. Seria ideal distribuir a carga durante os movimentos excursivos da mandíbula pelo maior número possível de dentes, de modo a que uma extensão de faceta de porcelana não seja responsável por suportar toda a carga. Um protetor noturno é um complemento útil para evitar estes problemas durante o sono.

13. Contorno cosmético: Após vários dias (para assegurar a polimerização completa da resina), a faceta pode ainda ser refinada com diamantes finos para obter uma harmonia estética. A faceta colada é, nesta fase, extremamente forte e facilmente passível de contorno cosmético. A faceta de porcelana sem suporte nunca deve ser contornada até a colagem estar concluída. O contorno é efectuado com diamantes microfinos e finalizado com os discos de polimento de porcelana e/ou pasta de polimento diamantada.

VENEER PLACEMENT AND FINISHING PROCEDURE

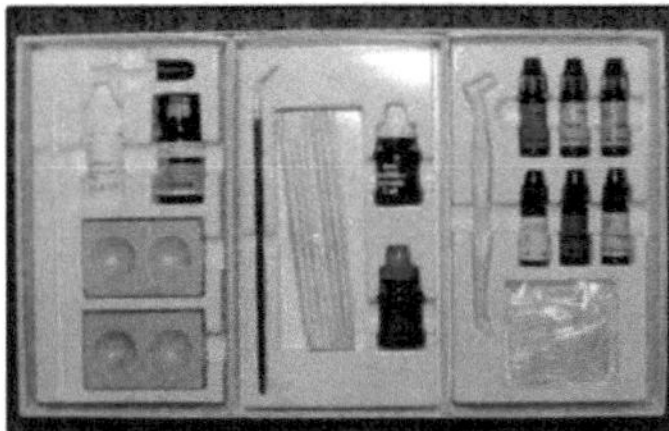

Fig 8.2.59 The Porcelite Kit

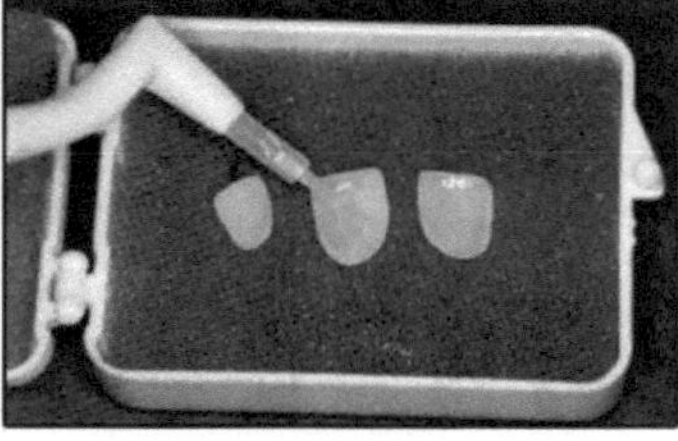

Fig 8.2.60 The etched surface of the veneer is treated with an orthophosphoric etch liquid

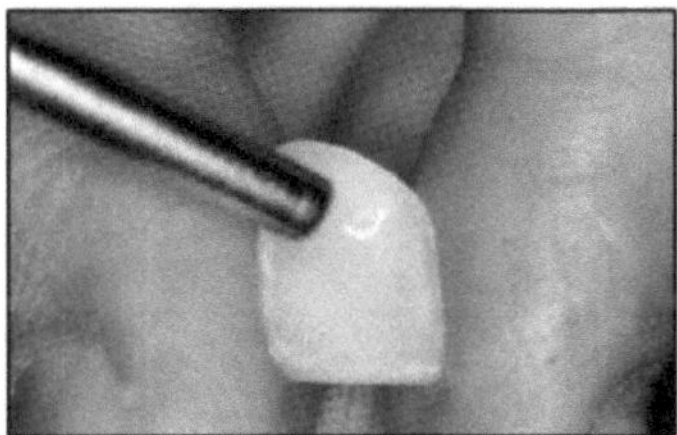

Fig 8.2.61 After 1 minute the etchant is washed off with water

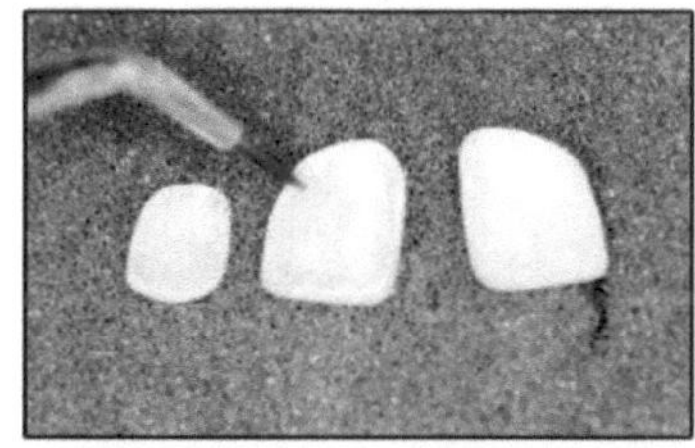

Fig 8.2.62 A second aplication of liquid etchant is placed

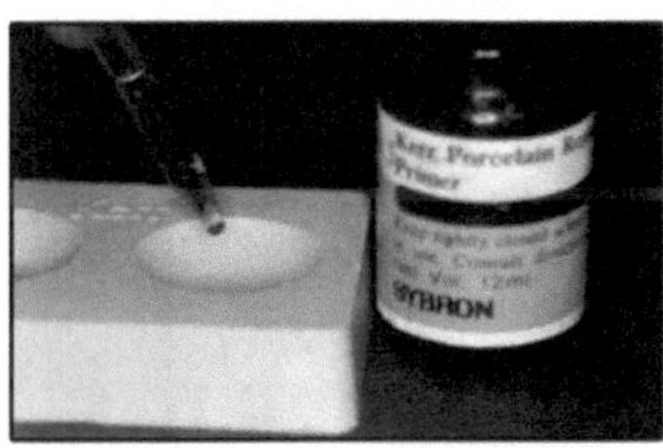

Fig 8.2.63 The primer is applied

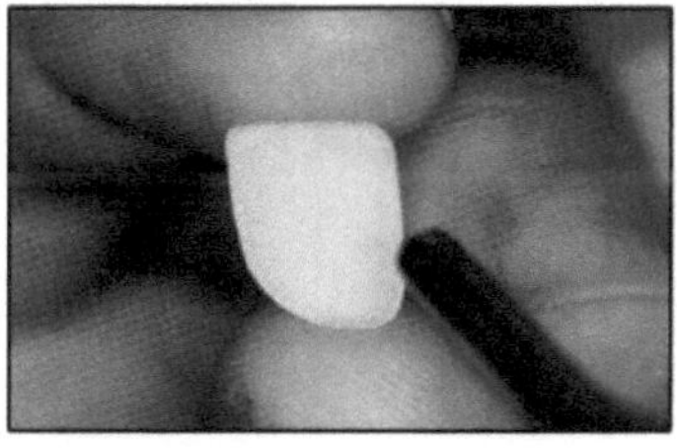

Fig 8.2.64 After 1 minute, the veneer is washed and air dried

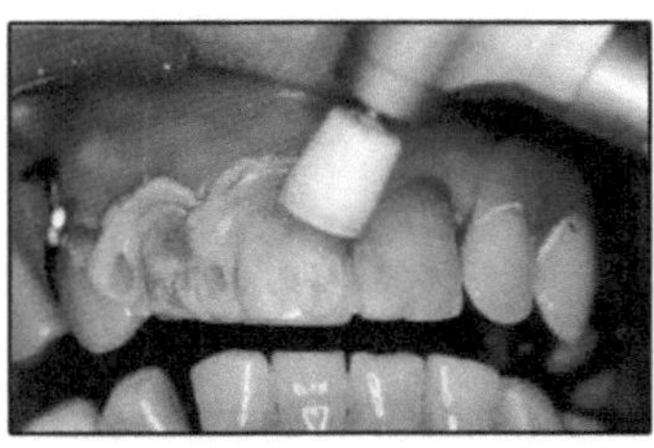

Fig 8.2.65 The teeth to be veneered are cleaned with pumice and water

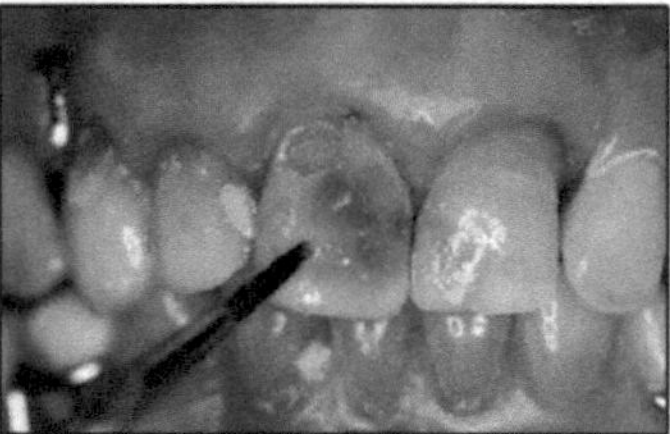

Fig 8.2.66 The teeth are etched with an orthophosphoric acid etchant

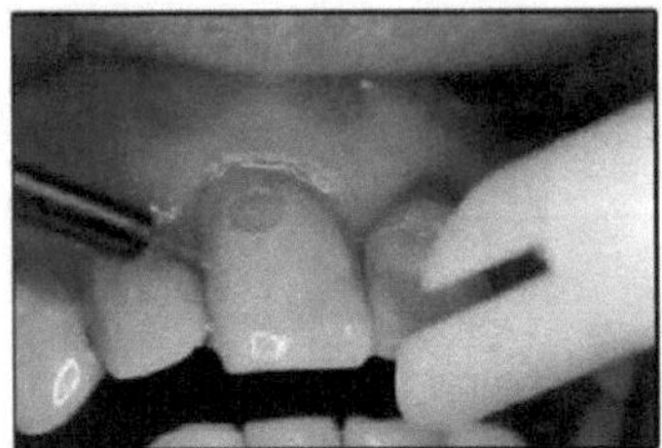

Fig 8.2.67 The etched teeth are thoroughly rinsed and dried

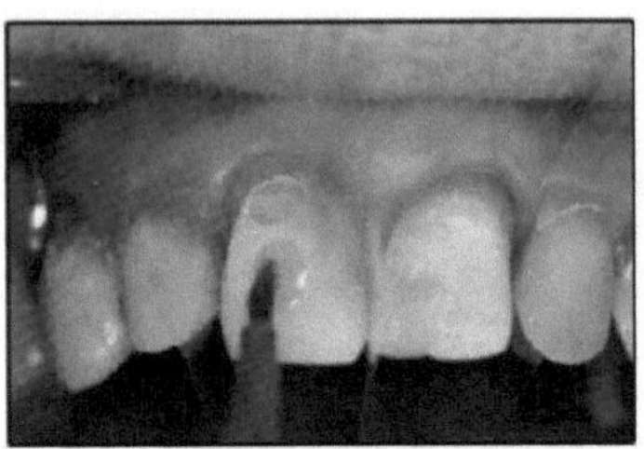

Fig 8.2.68 Bonding agent is applied to the etch tooth surface

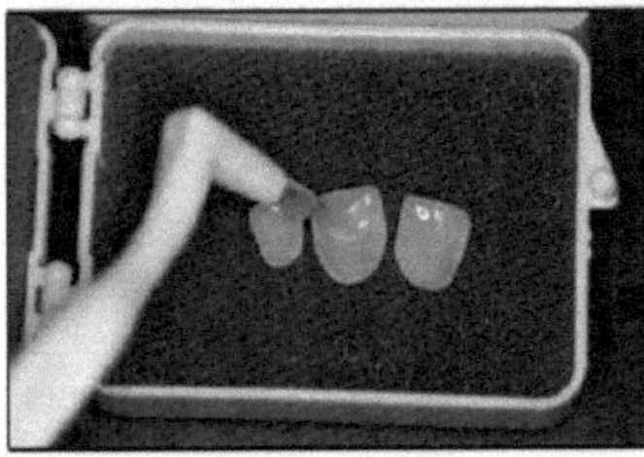

Fig 8.2.69 Bonding agent is applied to the veneer

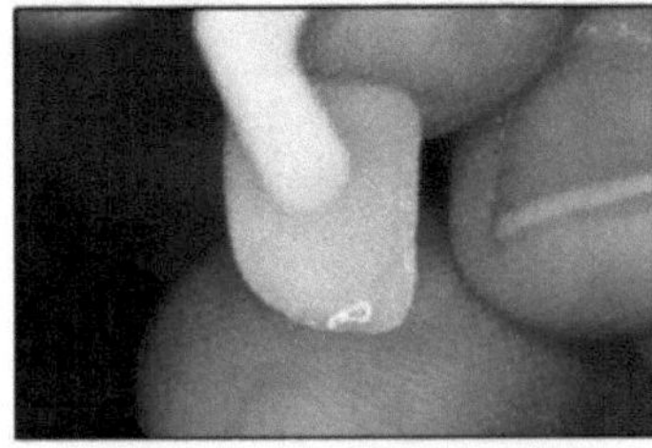

Fig 8.2.70 The veneer is filled with a proper shade of composite cement

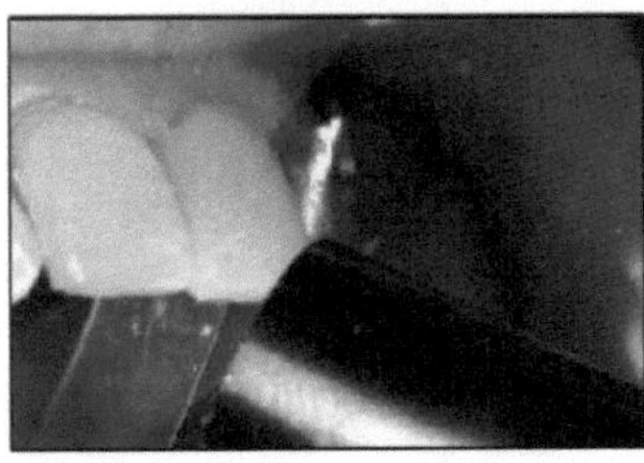

Fig 8.2.71 Curing of the veneer

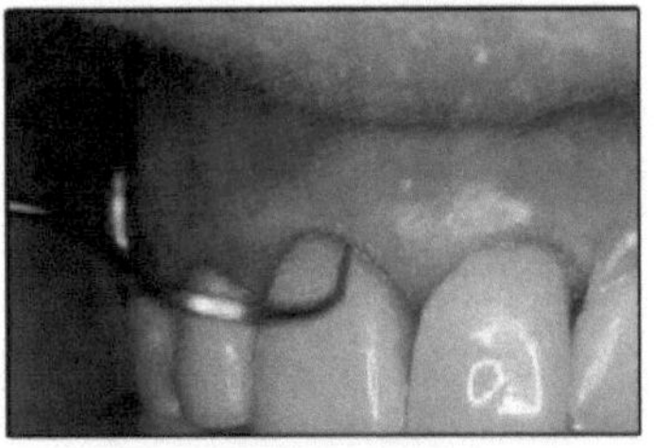

Fig 8.2.72 Remove the excess composite

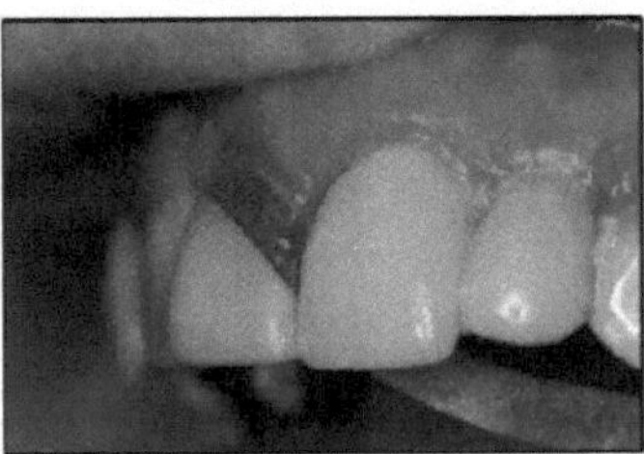

Fig 8.2.73 Interproximal flash is removed with a help of metal polishing strips

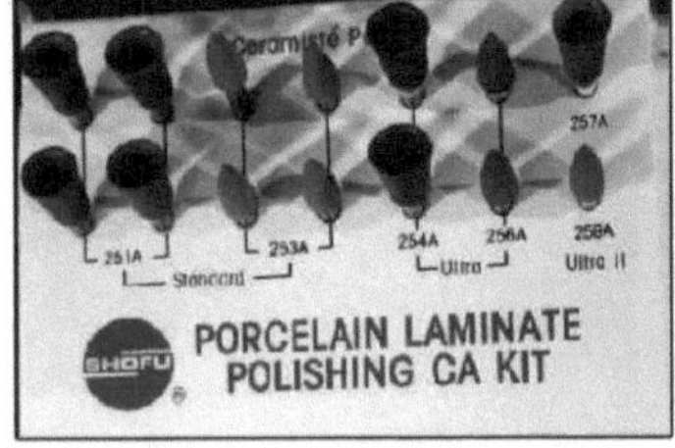

Fig 8.2.74 Porcelain Laminate Polishing kit

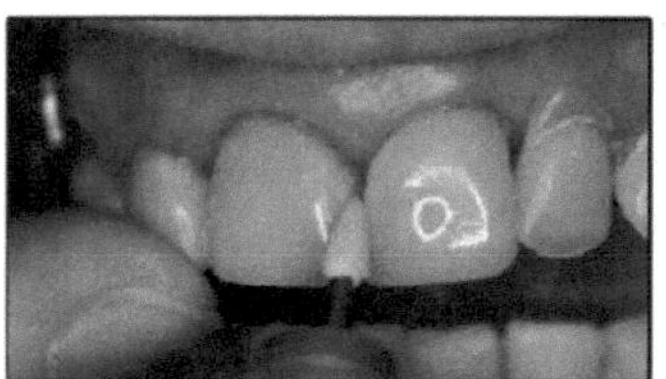

Fig 8.2.75 When all the excess composite is removed, margins are smootheed with a finishing stone

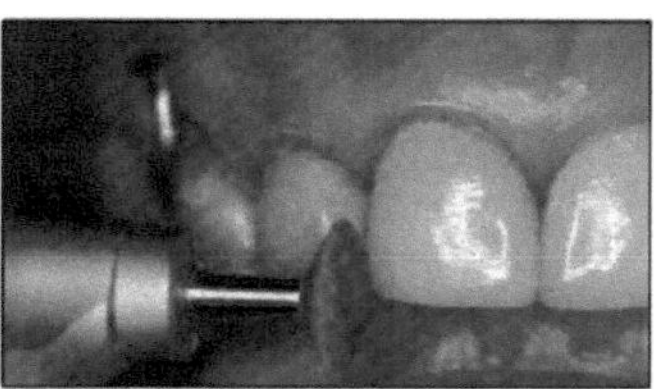

Fig 8.2.76 Imprenated silicone disks is used to polish the embrasure area

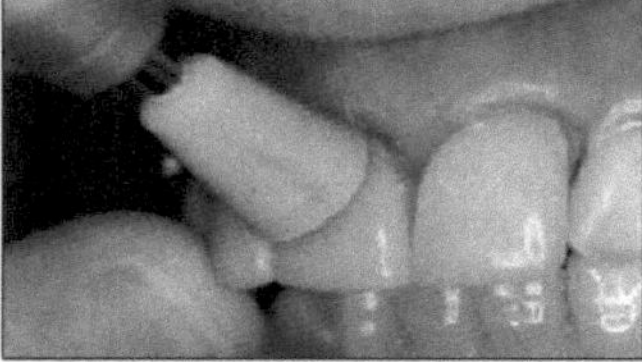

Fig 8.2.77 Polishing is done with polishing cups

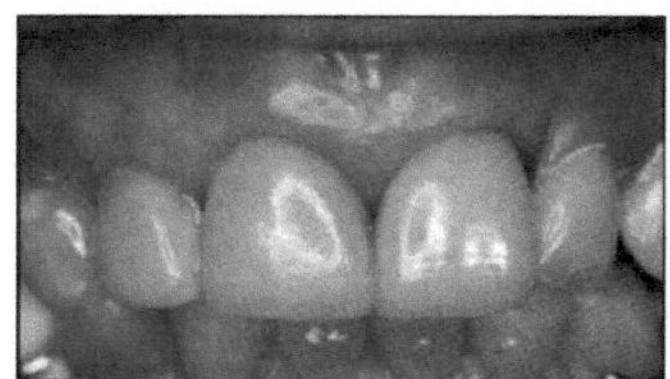

Fig 8.2.78 Complete finishing and polishing done

INSTRUÇÕES PARA OS PACIENTES

1. O processo de colagem de resina demora, pelo menos, 72 horas a curar na sua totalidade. Durante este período, deve evitar quaisquer alimentos duros e manter uma dieta relativamente suave. Os extremos de temperatura (quente ou fria) também devem ser evitados. O álcool e alguns elixires medicinais têm o potencial de afetar o material de ligação de resina durante esta fase inicial e não devem ser utilizados.

2. Manutenção: As limpezas de rotina são obrigatórias, pelo menos de quatro em quatro meses, com um higienista, que deve evitar a utilização de um raspador ultrassónico e dos sistemas de abrasão a ar. Utilizar uma escova de dentes macia com cerdas arredondadas e usar o fio dental como se faz com os dentes naturais. Se a limpeza diária da placa bacteriana for um problema, utilize um dispositivo mecânico de remoção de placa bacteriana, porque a manutenção destas restaurações sem placa bacteriana é essencial para a sua longevidade e para a saúde dos seus dentes e tecidos de suporte.

- Utilize uma pasta de dentes menos abrasiva e que não seja altamente fluoretada.

♦ Embora os laminados sejam fortes, evite forças de mordedura excessivas e padrões de hábitos: roer as unhas, mastigar lápis, etc.

♦ Evitar morder rebuçados duros, mastigar gelo, etc.

♦ Utilizar um protetor bucal em acrílico macio quando se envolver em qualquer forma de desporto de contacto.

3. Bochechos: Os elixires bucais fluoretados com ácido podem danificar o acabamento da superfície dos laminados, pelo que devem ser evitados. Os elixires bucais antiplaca de clorexidina podem manchar os laminados, mas a mancha pode ser facilmente removida por um higienista.

SISTEMAS DE LAMINADO CERÂMICO FUNDIDO

A cerâmica de vidro foi inventada em 1957 e foi aplicada pela primeira vez na medicina dentária em 1968.[53]

CONSIDERAÇÃO MATERIAL:

A vitrocerâmica é uma microestrutura não porosa, homogénea, cujo tamanho uniforme resulta do crescimento controlado de cristais no interior de uma matriz amorfa de vidro. Um agente nucleante actua como ponto de partida para o crescimento controlado de cristais através de um processo de calor regulado chamado "cremação". O tipo de cristal crescido e a extensão do seu crescimento determinam as propriedades da vitrocerâmica.[53]

Existem dois sistemas distintos de laminados cerâmicos fundidos:

1. Cerâmica fundível (Dicor, Dentsply/York Div., York, Pa)
2. Apatite fundível (Cera Pearl, Kyocera International, Japão)

REDUÇÃO DO ESMALTE:

A redução do esmalte necessária para os laminados cerâmicos fundidos Dicor e Cera Pearl é ligeiramente maior do que para as formas convencionais cozidas (isto é, 0,6 a 1 mm em vez de 0,3 a 0,5 mm).

PROCEDIMENTOS LABORATORIAIS:

Os dois sistemas são notavelmente semelhantes, apesar do facto de o procedimento e os materiais serem muito diferentes. Em ambos, os padrões de cera são produzidos num sistema convencional de fundição e matriz de trabalho. A cera é moldada para reproduzir a forma estética harmoniosa do dente desejado. (Fig. 8.3.1). Estes moldes são acabados na sua totalidade, removidos, vazados e investidos nos respectivos tipos de cadinhos, dependendo do tipo de sistema utilizado (Fig. 8.3.2 - 8.3.3).

Cada sistema tem o seu próprio armamento particular e, uma vez definido o investimento, o molde é colocado num forno de queima e suavemente aquecido para volatilizar o padrão de cera. Os cadinhos são então corretamente aquecidos à temperatura adequada e colocados nas respectivas máquinas de fundição.

Para o sistema Dicor, o laminado de vidro fundido é retirado do revestimento e colocado no forno de cremação durante 6 horas a 1075° c; este processo altera a superfície externa do vidro e a estrutura cristalina. (Fig. 8.3.4 - 8.2.5).

Para o sistema Cera Pearl, todo o molde é transferido para o forno de cristalização e aquecido a 870° C durante uma hora. A cristalização tem lugar, produzindo um molde de cristais de hidroxiapatite. A fundição é então separada do revestimento e limpa, utilizando a técnica convencional de jato de areia com pó de óxido de alumina.

Os laminados de cerâmica fundida podem então ser alisados, polidos e experimentados na boca do paciente.

CARACTERIZAÇÃO:

O sombreado dos laminados Cera Peral é derivado predominantemente de um sistema de resina que transmite a cor por baixo do folheado de hidroxiapatite. Pode ser efectuada alguma alteração da superfície com manchas superficiais.

A superfície externa de um laminado Dicor é sombreada e caracteriza-se por polvilhar o sistema de sombreamento cerâmico Dicor e queimá-lo da forma convencional. Algumas modificações de cor derivam também do kit específico de agentes de cimentação activados por luz, que combina uma variedade de tonalidades opacas e translúcidas. O sistema também é fornecido com várias pastas de prova para que a cor final possa ser pré-determinada (Fig. 8.3.6 - 8.3.7).

TIGTURAÇÃO:

O sistema Cera Pearl utiliza um ácido clorídrico 2N que corrói seletivamente a matriz de vidro. Os cristais de hidroxiapatite são inertes, pelo que o resultado final é uma série de buracos e marcas na superfície tratada, o que promove a aderência mecânica. O laminado Dicor é gravado com 10% de difluoreto de alumínio ou 10% de amónio.

CEMENTAÇÃO:

As facetas de cerâmica fundida são compatíveis com a maioria dos agentes de cimentação, mas recomenda-se a utilização de um sistema de cimento de resina ativado por luz que seja de cura dupla.[53] (Fig. 8.3.8).

VANTAGENS:

As facetas Dicor e Cera Perl proporcionam um ajuste particularmente íntimo se os procedimentos laboratoriais forem corretamente executados e são mais eficazes em situações em que a cor subjacente do dente não precisa de ser alterada de forma demasiado dramática. Podem também funcionar bem no fecho de pequenos espaços interproximais ou pequenos diastemas.

A vantagem predominante destes dois sistemas laminados de cerâmica fundida parece ser os próprios materiais; são menos abrasivos do que as cerâmicas convencionais. O Cera Pearl é de facto hidroxiapatite, que é uma substância semelhante à composição do esmalte.

O material Dicor é também menos abrasivo e tem propriedades mais próximas do esmalte natural do dente. É, no entanto, coberto por uma camada de porcelana de sombreamento que altera a natureza abrasiva da superfície. O laminado Dicor também coloca um problema se for necessário efetuar algum contorno cosmético ou outro ajuste, porque o vidro ceramado branco subjacente ficaria exposto.

DESVANTAGENS:

O processo laboratorial necessário é mais lento do que o processo utilizado para fabricar facetas de porcelana. Se for necessário efetuar um contorno na cadeira, a cor e o esmalte da porcelana ficarão comprometidos e será necessário efetuar uma nova coloração. Os dentes com descoloração acentuada não são tão facilmente disfarçados como com a porcelana devido à maior translucidez das facetas de cerâmica fundida. Apesar do custo inicial elevado para equipar um laboratório, a utilização de cerâmica fundida está a aumentar para acompanhar a procura.[53]

CAST CERAMIC LAMINATE SYSTEMS

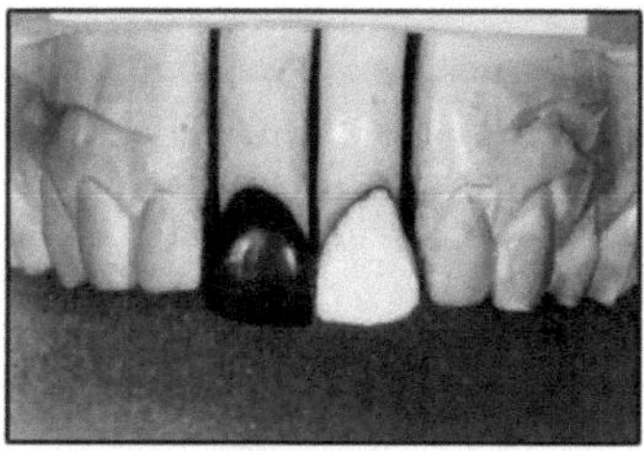

Fig 8.3.1 One laminate is waxed to the ideal form on the right central incisor die. The left central incisor die shows a color coordinated die spacer

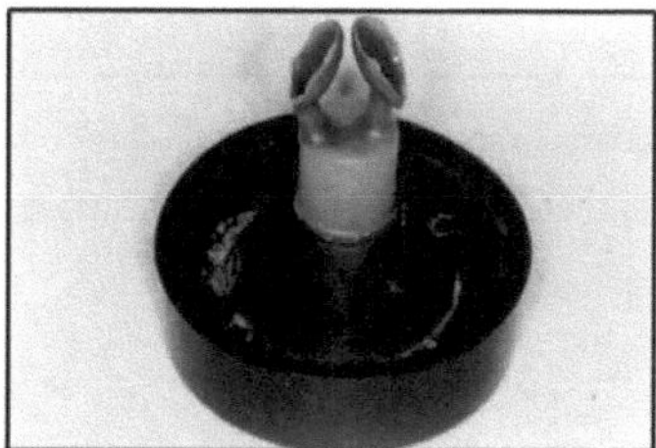

Fig 8.3.2 The wax patterns are sprued and ready to be invested

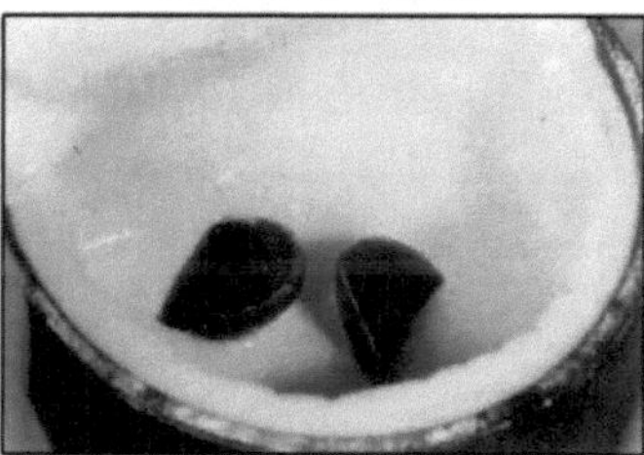

Fig 8.3.3 Wax patterns being invested

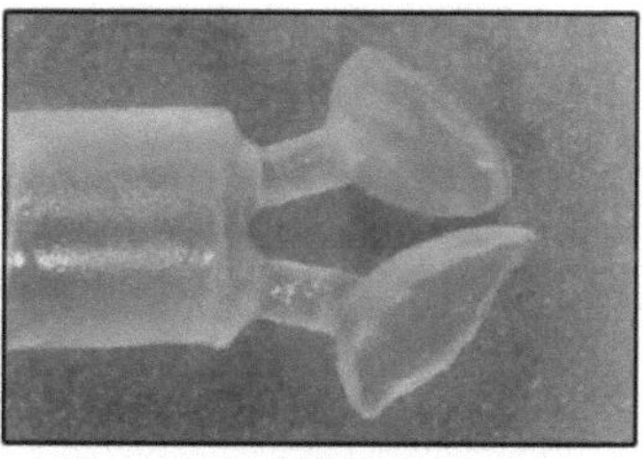

Fig 8.3.4 The cast glass laminates after removal from investment

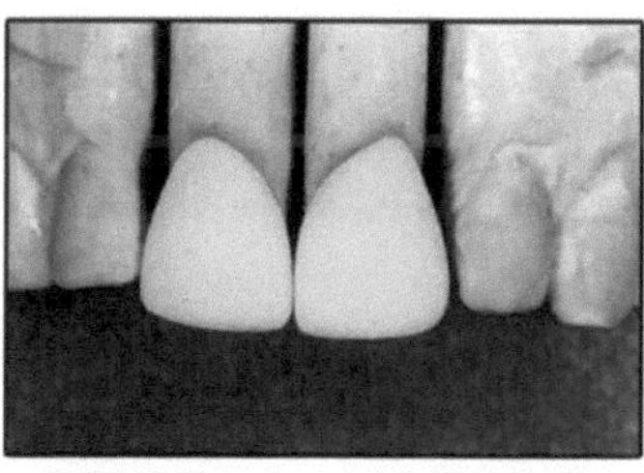

Fig 8.3.5 Ceramic castings fitted to dies

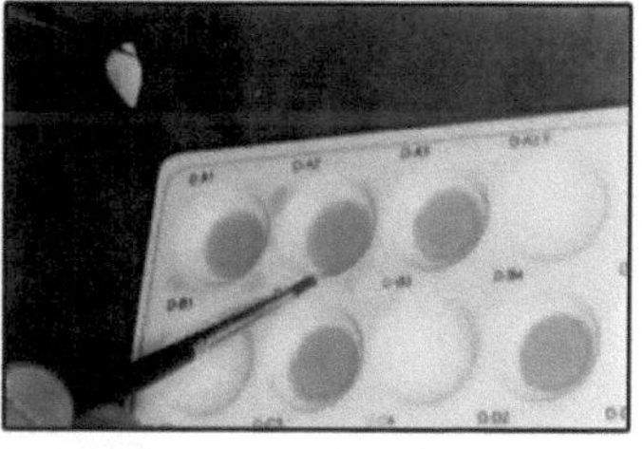

Fig 8.3.6 The cerammed castings are shaded

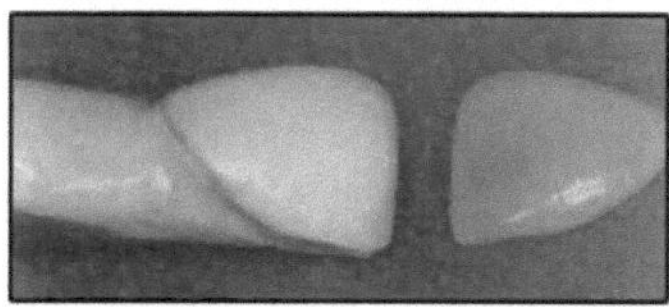

Fig 8.3.7 A shaded laminate showing increasing translucency toward the incisal edge. This will be modified by underlying tooth and composite resin luting agent color

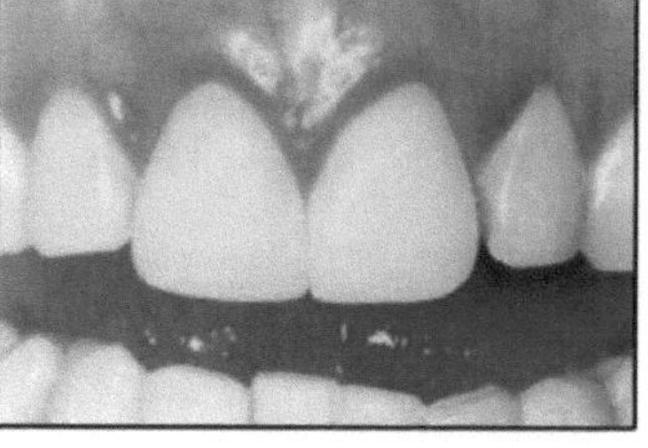

Fig 8.3.8 The final laminates are luted in position with a light-cured composite resin

FACETAS PARA RESTAURAÇÕES METÁLICAS

As inserções estéticas (faceta parcial ou total) de um material da cor do dente podem ser colocadas na superfície facial de um dente previamente restaurado com uma restauração metálica. Para uma nova fundição, os planos são feitos na altura da preparação da cavidade e durante o desenvolvimento laboratorial do padrão de cera para incorporar uma faceta na restauração fundida.[51]

FACETAS PARA RESTAURAÇÕES METÁLICAS EXISTENTES

Ocasionalmente, considera-se que a porção facial de uma restauração metálica existente (amálgama ou ouro) distrai. É necessário um exame cuidadoso, incluindo uma radiografia, para determinar se a restauração existente é sólida antes de se efetuar uma correção estética. O tamanho da área ofensiva determina a extensão da preparação. Normalmente não é necessária anestesia, uma vez que a maior parte da preparação é em metal ou esmalte. Os procedimentos preliminares consistem em limpar a área com pedra-pomes, selecionar a cor e isolar o local com um rolo de algodão. Quando o metal ofensivo se estende subgengivalmente, o nível do tecido gengival é marcado na restauração com um explorador afiado, e um cordão de retração é colocado na fenda gengival. Em alguns casos, pode ser necessário isolar o dique de borracha.

Utiliza-se uma broca de carboneto n.º 2 a rodar a alta velocidade com um jato de ar e água para remover o metal, começando num ponto intermédio entre as margens gengival e oclusal. A preparação é efectuada perpendicularmente à superfície, com cerca de 1 mm de profundidade, no mínimo, deixando uma junta de topo nas margens da cavosuperfície. A profundidade de 1 mm e a junta de topo devem ser mantidas à medida que a preparação é alargada oclusivamente. Todo o metal ao longo do esmalte facial é removido e a preparação é alargada para os encaixes facial e oclusal apenas o suficiente para que o revestimento esconda o metal. As áreas de contacto nas superfícies proximais ou oclusais não devem ser incluídas na preparação. Para completar a forma do contorno, a preparação é alargada gengivalmente cerca de 1 mm para além da marca que indica o nível clínico do tecido gengival.

A preparação final da cavidade deve ter as mesmas caraterísticas que as descritas para as facetas e novas restaurações fundidas. A retenção mecânica é colocada na área gengival com uma broca de carboneto n.º 1/4 (refrigerante de ar para melhorar a visão) a 0,25 mm de profundidade ao longo dos ângulos gengivoaxial e linguoaxial. A retenção e a estética são melhoradas através do biselamento da margem da cavidade do esmalte (bisel com aproximadamente 0,5 mm de largura) com o instrumento diamantado grosseiro em forma de chama, orientado a 45 graus em relação à superfície externa do dente. Depois de ser gravada, enxaguada e seca, a preparação da cavidade está concluída. Novas linhas de resina adesiva contendo um químico chamado 4-META, capaz de unir compósito a metal, também podem ser usadas, mas são bastante sensíveis à técnica. As instruções do fabricante devem ser seguidas explicitamente para garantir resultados óptimos com estes materiais. O material compósito é inserido e acabado da forma habitual.[51]

REPARAÇÃO DE FACETAS

As falhas das facetas estéticas ocorrem devido a quebra, descoloração ou desgaste. Deve considerar-se a reparação conservadora das facetas se o exame revelar que o dente e a restauração remanescentes estão sãos. Nem sempre é necessário remover toda a restauração antiga. O material mais comummente utilizado para efetuar reparações é o compósito fotopolimerizável.

Facetas sobre a estrutura dentária: Pequenas áreas lascadas em facetas podem frequentemente ser corrigidas através de recontorno e polimento. Quando uma área considerável está partida, pode normalmente ser reparada se a parte restante for sólida.

No caso de facetas diretas em compósito, as reparações devem, idealmente, ser feitas com o mesmo material que foi utilizado originalmente. Depois de limpar a área e selecionar a cor, o operador deve desbastar a superfície danificada da faceta e/ou do dente com um instrumento diamantado de ponta grossa e arredondada para formar uma margem chanfrada da superfície cavo. Para uma retenção mais positiva, podem ser colocados bloqueios mecânicos no material compósito remanescente com uma pequena broca redonda. É aplicada uma solução de condicionamento ácido para limpar a área preparada, que é depois enxaguada e seca. De seguida, é aplicado um agente de ligação de resina à preparação (compósito e esmalte existentes) e polimerizado. O material compósito da cadeira é então adicionado, curado e acabado da forma habitual.

As facetas de compósito processadas indiretamente são reparadas de forma semelhante. No entanto, para reparar facetas de porcelana, deve ser utilizada uma preparação suave de ácido fluorídrico, adequada para utilização intra-oral, para gravar a porcelana fracturada. Os géis de ácido fluorídrico estão disponíveis em concentrações tamponadas de aproximadamente 10% e destinam-se a reparações intra-orais de porcelana. Embora seja necessário ter cuidado ao utilizar géis de ácido fluorídrico intra-oralmente, a menor concentração de ácido permite uma utilização intra-oral relativamente segura. O ácido fluorídrico de concentração total nunca deve ser utilizado intra-oralmente ou para gravar porcelana. O isolamento da faceta de porcelana a reparar deve ser efectuado com um dique de borracha para proteger os tecidos gengivais dos efeitos irritantes do ácido fluorídrico. As instruções do fabricante devem ser seguidas em relação ao tempo de aplicação do gel de ácido fluorídrico para garantir um ótimo condicionamento da porcelana. Se a porcelana tiver sido corretamente condicionada, deve ser observado um aspeto ligeiramente fosco, semelhante ao do esmalte condicionado. Pode ser aplicado um agente de acoplamento de silano à superfície de porcelana condicionada antes da aplicação do agente de ligação de resina. O material compósito é então adicionado, curado e acabado da forma habitual. As fracturas grandes são melhor tratadas através da substituição de toda a faceta de porcelana.

Facetas de facetas em restaurações metálicas:

As facetas de resinas acrílicas defeituosas sobre coroa de ouro, após longos anos de serviço, precisam de ser substituídas devido ao desgaste e à descoloração. Os dentes são limpos com uma pasta de pedra-pomes e a cor é selecionada antes do isolamento com rolos de algodão e cordas de retração. Em caso de desgaste superficial ou descoloração, parte da restauração antiga (cimento de silicato, acrílico ou compósito) pode ser deixada para conseguir algum disfarce do metal subjacente. Todo o material de resina antigo é removido com um instrumento adequado, como uma broca de corte de metal duro n.º 1558. Ambas as preparações são efectuadas em conjunto. O contorno de cada preparação é alargado gengivalmente, removendo algum do ouro. O operador deve esforçar-se por criar uma linha de acabamento chanfrada. A retenção é colocada com uma broca de carboneto nº 33 ½ em áreas selecionadas no metal ao longo dos ângulos da linha com aproximadamente 0,25 mm de profundidade.

Embora a preparação seja efectuada em simultâneo, é normalmente melhor colocar as facetas uma de cada vez, sendo recomendado um compósito fotopolimerizável devido ao tempo de trabalho prolongado. São colocadas tiras de poliéster entre as superfícies proximais. A preparação é limpa com ácido etchant durante 30 segundos, depois enxaguada e seca para remover os detritos e obter uma superfície limpa e seca. O ácido é utilizado apenas para limpar a superfície e não para condicionar o metal. As cunhas colocadas no espaço gengival podem ajudar a estabelecer o contorno correto da matriz. Um material de mascaramento (resina opacificante) é artisticamente colocado com um pequeno pincel sobre as áreas metálicas do preparo, aplicando e curando sucessivas camadas finas. Também podem ser utilizadas linhas de resina adesiva contendo 4-META, capazes de se ligarem ao metal, para obter uma retenção adicional e para conseguir algum mascaramento. Estes materiais devem ser colocados diretamente sobre a superfície metálica preparada. As instruções do fabricante devem ser seguidas à risca para garantir resultados óptimos com estes materiais, uma vez que são bastante sensíveis a uma técnica adequada.

De seguida, é colocada uma pequena quantidade de material compósito (cor gengival) na zona cervical com um instrumento manual, adaptado com a ponta de um explorador n.º 2, e curado com luz visível. Adiciona-se novo material da tonalidade mais clara pré-selecionada para restaurar as porções média e incisal. Uma pequena escova é útil para alisar a superfície e obter o contorno final antes da polimerização. O acabamento é adiado, exceto para remover qualquer excesso de contorno nos rebordos mesiofaciais.

A avaliação da largura dos dentes pode ser efectuada com um calibre de Boley ou outro calibrador adequado. A segunda preparação é limpa e seca antes de se adicionar o revestimento opaco ou adesivo. O material compósito é inserido e curado como descrito para a primeira faceta. Os cordões de retração são removidos e ambas as restaurações são acabadas em conjunto para obter contornos simétricos.[51]

Conclusão

Os novos conceitos emergentes na medicina dentária estética, no que diz respeito aos materiais, à tecnologia e à sensibilização do público, tornaram as facetas mais procuradas.

Passou menos de uma década desde que o fenómeno da fusão da porcelana diretamente no dente foi descrito pela primeira vez nos anos 80, desde então o crescimento e o desenvolvimento neste campo têm sido notáveis.

Um sorriso cativante que mostre uma fila uniforme de dentes brancos naturais e reluzentes é um fator importante para alcançar essa caraterística dominante elusiva chamada personalidade. As facetas têm sido um dos procedimentos que começam a aproximar-se do parâmetro ideal da medicina dentária estética. O objetivo da medicina dentária estética deve ser o de proporcionar a máxima melhoria estética com o mínimo de trauma para a dentição. Apesar das limitações das resinas compostas, agravadas pelo tamanho e exigências estéticas das facetas, as facetas diretas de resina composta utilizando agentes de ligação de resina representam uma alternativa rápida, segura, reversível e conservadora para restaurar a estética, a função e a biocompatibilidade dos dentes. Mas as facetas de cerâmica têm sido a restauração de facetas mais notável e duradoura.

O futuro é promissor no que respeita a melhores métodos de fixação e a uma melhor formulação de facetas.

Bibliografia

1. ***Goldstein RonaldE.*** : Esthetics in Dentistry, *2nd Edition Vol 1 339- 371.*

2. ***Luiz Baratieri N et al:*** Estética - Facetas Diretas de Resina Composta *Quintessence book 265- 313.*

3. ***McLaughlin Gerald:*** Facetas de porcelana. *DCNA Vol 42, No. 4, outubro de 1998, 653-656.*

4. ***Pincus C. R.:*** Construindo a personalidade da boca. *J Calif S. Dent Assoc. 14, 1938, 125 - 129.*

5. ***Faunce Frank R e Myers David R.:*** Restauração de incisivos permanentes com facetas laminadas. *JADA, Vol 93, outubro de 1976.*

6. ***Buonocore M.G.:*** *Um* método simples para aumentar a adesão de materiais de enchimento acrílicos às superfícies de esmalte. *J Dent Res 34, 1955, 849 - 853*

7. ***Bowen R. L.:*** Propriedades do polímero reforçado com sílica para restauração dentária. *JADA1963; 66: 57 - 64.*

8. ***Sterling L. Ronk:*** Laminados dentários: que técnica? *JADA, Vol 102, Fev 1981.*

9. ***Simonsen R.I. e Calamia J.R.:*** Resistência de união à tração de porcelana condicionada. *J Dent Residents Abstracts no. 1154 1983; março.*

10. ***Horn Harold R.*** : Facetas laminadas de porcelana coladas em esmalte gravado. *DCNA Vol 27, No. 4, Out 1983, 671- 684.*

11. ***Ibsen Robert L.:*** Método inovador para a substituição de dentes anteriores fixos utilizando facetas de porcelana. *Quintessence International 1986 Vol17, No.8.*

12. ***Nicholls J. I.*** : Cimentação de facetas estéticas. *J Prosthet Dent1986; 56: 9 - 12.*

13. ***Highton Ron, Caputo Angelo A. e Matyas Joska:*** Um estudo fotoelástico das tensões na preparação de laminados de porcelana. *JProsthet Dent 1987; 58: 157-161.*

14. ***Stangel I. e Nathanson D.:*** Resistência ao cisalhamento da ligação de compósito à porcelana condicionada. *J Dent Res 66(9): 1460 -1465, Sept 1987.*

15. ***Covey David A., Fernando de Carvalho Oliveira & Denelhy Gerald E.*** : Seleção de uma técnica de revestimento estético. *Quintessence International 1987 Vol.18, No.4.*

16. ***Tay W. M. et al:*** Efeito de algumas técnicas de acabamento nas margens cervicais de laminados de porcelana. *Quintessence International 1987 Vol 18, No.9.*

17. ***Strang R. e McCrosson J.:*** O endurecimento de resinas curadas por luz visível sob facetas de porcelana gravadas. *British Dental Journal1987; 163:149-151.*

18. ***Reid J.S.:*** Modificação da cor dos dentes e facetas de porcelana. *Quintessence International 1988 Vol19, No.7.*

19. ***Goldstein Ronald E.:*** Finishing of composites and laminates (Acabamento de compósitos e laminados*). DCNA Vol 33, abril de 1989.*

20. ***Garber David A.:*** Diret composite veneers versus etched porcelain laminate veneers. *DCNA Vol. 33, abril de 1989.*

21. ***Tjan Anthony H. L. et al:*** Padrões de microinfiltração de facetas laminadas de porcelana e cerâmica fundida. *J Prosthet Dent 1989; 61: 276 -282.*

22. ***Sheets Cherilyn G. e Tadanori Taniguchi:*** Vantagens e limitações na utilização de restaurações de facetas de porcelana. *J Prosthet Dent1990; 64: 406 - 411.*

23. ***Rucker Lance M. et al:*** Facetas de porcelana e de resina avaliadas clinicamente: Resultados de 2 anos. *JADA, Vol.121, Nov 1990.*

24. ***Hui K.K.K. et al:*** Uma avaliação comparativa das resistências das facetas de porcelana para dentes incisivos em função das suas caraterísticas de conceção. *British Dental Journal1991: 171: 51- 55.*

25. ***Exner Victor Herbert:*** Previsibilidade da correspondência de cores e possibilidades de melhoramento de facetas laminadas de cerâmica. *J Prosthet Dent 1991:65: 619-622.*

26. ***Rada Robert E. e Jankowski Betty Jean:*** Provisionalização de facetas laminadas de porcelana utilizando resina acrílica fotopolimerizável visível. *Quintessence International1991 Vol 22, No4.*

27. ***Sorensen John A et al:*** Marginal fidelity and microleakage of porcelain veneers made by two techniques. *J Prosthet Dent1992; 67:16-22.*

28. ***Lacy Alton M. et al**:* Microinfiltração in vitro na margem gengival de facetas de porcelana e resina. *J Prosthet Dent1992; 67:7-10.*

29. ***Dunne S. M. e Milar B. J.**:* A longitudinal study of the clinical performance of porcelain veneers (Um estudo longitudinal do desempenho clínico das facetas de porcelana). *British Dental Journal1993: 175: 317- 321.*

30. ***Wat P. Y. P., Cheung G. S. P. e Kei L. H.**:* Uma preparação melhorada para facetas indirectas de porcelana. *Dental update, março de 1993, 72-75.*

31. ***Sim Christina e Ibbetson Richard J.**:* Comparação da adaptação de facetas de porcelana fabricadas com diferentes técnicas. *Int Jprosthodont1993; 6: 36-42.*

32. ***Pippin David J. et al**:* Avaliação clínica de incisivos maxilares restaurados: Facetas vs coroas PFM. *JADA, Vol 126, Nov 1995, 1523-1528.*

33. ***Fuzzi Massimo et al**:* Adaptação marginal melhorada de facetas de cerâmica: Uma nova técnica. *Journal of Esthetic Dentistry 1996, Vol 8, No. 2, 84-91.*

34. ***Rouse Jeffrey S.*** : Faceta completa versus preparação de faceta tradicional: Uma discussão sobre a extensão interproximal. *J Prosthet Dent 1997; 78: 545-549*

35. ***Yaman Peter et al***: Efeito da adição de porcelana paque na cor final de laminados de porcelana. *J Prosthet Dent 1997; 77:136 -140.*

36. ***Brunton P. A. e Wilson N. H. F.***: Preparações para facetas laminadas de porcelana na prática dentária geral. *British Dental Journal1998: 184: 553-556*

37. ***Newburg R. e Pameijer C. H.***: Resinas compostas coladas à porcelana com solução de silano. *JADA, Vol 96, Fev 1978.*

38. ***Magne Pascal et al***: Propensão à fissuração de facetas laminadas de porcelana: Uma avaliação operatória simulada. *J Prosthet Dent 1999; 81: 327 -334.*

39. ***Dumfahrt Herbert e Schaffer Herbert**:* Facetas laminadas de porcelana - Uma avaliação retrospetiva após 1 a 10 anos de serviço: Parte 2- Resultados clínicos. *Int Jprosthodont 2000; 13: 9 -18.*

40. ***Hekimoglu Canan, Anil Nesrin e Etikan Ilker**:* Efeito do envelhecimento acelerado na estabilidade da cor de facetas laminadas cimentadas. *Int Jprosthodont 2000: 13; 29 - 33.*

41. ***Brunton P. A., Aminian A. e Wilson N. H F.:*** Técnicas de preparação de dentes para facetas laminadas de porcelana. *British Dental Journal2000; 189: 260-262.*

42. ***Zhang Feimin et al:*** Facetas de porcelana de camada dupla: Efeito da estratificação na cor da faceta resultante. *J Prosthet Dent 2000; 84: 425-431.*

43. ***Hager Bertil et al:*** Laminados Procera AllCeram: Um relatório clínico. *J Prosthet Dent* 2001; 85: 231-232.

44. ***Edlhoff Daniel et al:*** Remoção da estrutura dentária associada a vários desenhos de preparação para dentes anteriores. *JProsthet Dent* 2002; 87: 503-509.

45. ***Aslihan Usumez e Filiz Aykent:*** Resistência de ligação de facetas laminadas de porcelana a superfícies dentárias preparadas com ácido e gravura a laser Er, Cr: YSGC. *J Prosthet Dent 2003; 90: 24-30.*

46. ***Hekimoglu C, Anil N & Yalcin E.:*** Estudo da microinfiltração de facetas laminadas de cerâmica por autorradiografia: Efeito da preparação incisal. *Jornal de Reabilitação Oral 2004 31; 265-270.*

47. ***Cherukara George P. et al:*** Exposição da dentina em preparações dentárias para facetas de porcelana: Um estudo piloto. *J Prosthet Dent 2005; 94: 414-420.*

48. ***Stappert Christian F.J. et al:*** Longevidade e carga de falha de facetas de cerâmica com diferentes designs de preparação após exposição a simulação mastigatória. *J Prosthet Dent 2005; 94: 132-139.*

49. ***Seok-Hwan Cho et al:*** Efeito da espessura do espaçador do molde na resistência ao cisalhamento de facetas laminadas de porcelana. *J Prosthet Dent 2006; 95: 201-208.*

50. ***Freedman George A. e McLaughlin Gerald L:*** Color atlas of Porcelain Laminate Veneers *1st Edition.*

51. ***Strudevant C.M. et al:*** The Art and Science of Operative Dentistry, *3rd Edition C. V. Mosby Co. 1995.*

52. ***Heymann Harald O.*** : Facetas indirectas de resina composta: técnica clínica e observações de 2 anos. *Quintessence International 1987 Vol.18, No.2.*

53. ***Lang Steven A. e Starr Clifford B.:*** Cerâmica de vidro fundível para restauração de facetas. *J Prosthet Dent 1992; 67: 590 -594.*

54. ***Swift E.J. et al**:* Tratamento de superfícies de compósito para colagem indireta. *Dent Mater 8: 193-196, maio de 1992.*

55. ***Rochette A.L.**.:* Uma restauração de cerâmica ligada por esmalte e resina gravados para incisivos fracturados. *J Prosthet Dent 1975; 33: 287 -293.*

56. ***Gilmour A.S.M. e Stone D.C.**.:* Facetas laminadas de porcelana - Um sucesso clínico. *Dental Update (20th Edição de aniversário) 167-169, 1993.*

57. ***Newburg R. e Pameijer C. H.***: Resinas compostas coladas à porcelana com solução de silano. *JADA, Vol 96, Fev 1978.*

58. ***Garber D.A., Goldstein R.E. e Feinman R.A**.:* Porcelain Laminate Veneers. Chicago, Quintessence Publication 1988.

59. ***Rufenacht Claude R.*** : Fundamentals of Esthetics *Quintessence book 329- 367.*

60. ***Mcintryre Frederick M.*****:** Colocação de cordão de retração durante procedimentos de restauração de laminado de porcelana (faceta). *J Prosthet Dent 1993; 70: 97.*

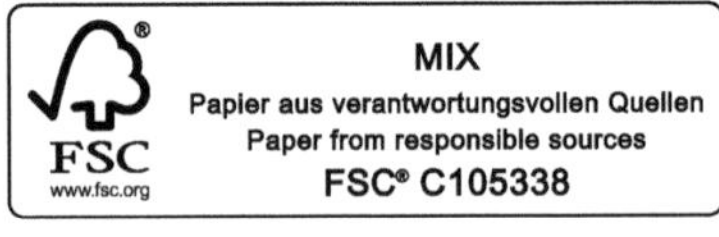

Printed by Books on Demand GmbH, Norderstedt / Germany